HISTOIRE
DES VERS

QUI s'engendrent dans le Biscuit qu'on embarque fur les Vaiffeaux, avec des moyens pour l'en garantir.

Par M. J. B. X. Joyeusé, l'aîné, ancien Commiffaire de la Marine.

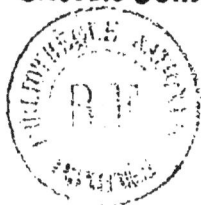

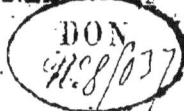

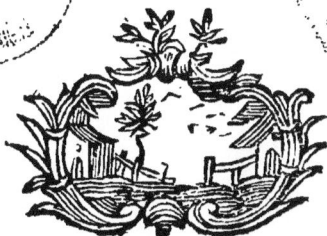

A AVIGNON,

Chez JEAN AUBERT, Imprimeur Libraire.

Avec Permiffion des Supérieurs.

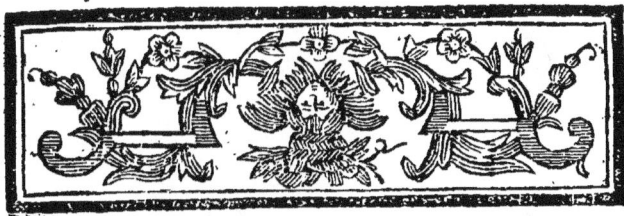

A MONSEIGNEUR
TURGOT,
MINISTRE D'ÉTAT.

MONSEIGNEUR,

S'il n'y avoit en vous quelque chose de plus grand que tous les talents, je m'étendrois ici sur l'universalité & la sublimité de ceux que l'on admire en vous ; mais que font les talents, vis-à-vis de la bienfai-

TABLE
DES SOMMAIRES.

Fin de la Table des Sommaires.

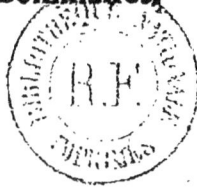

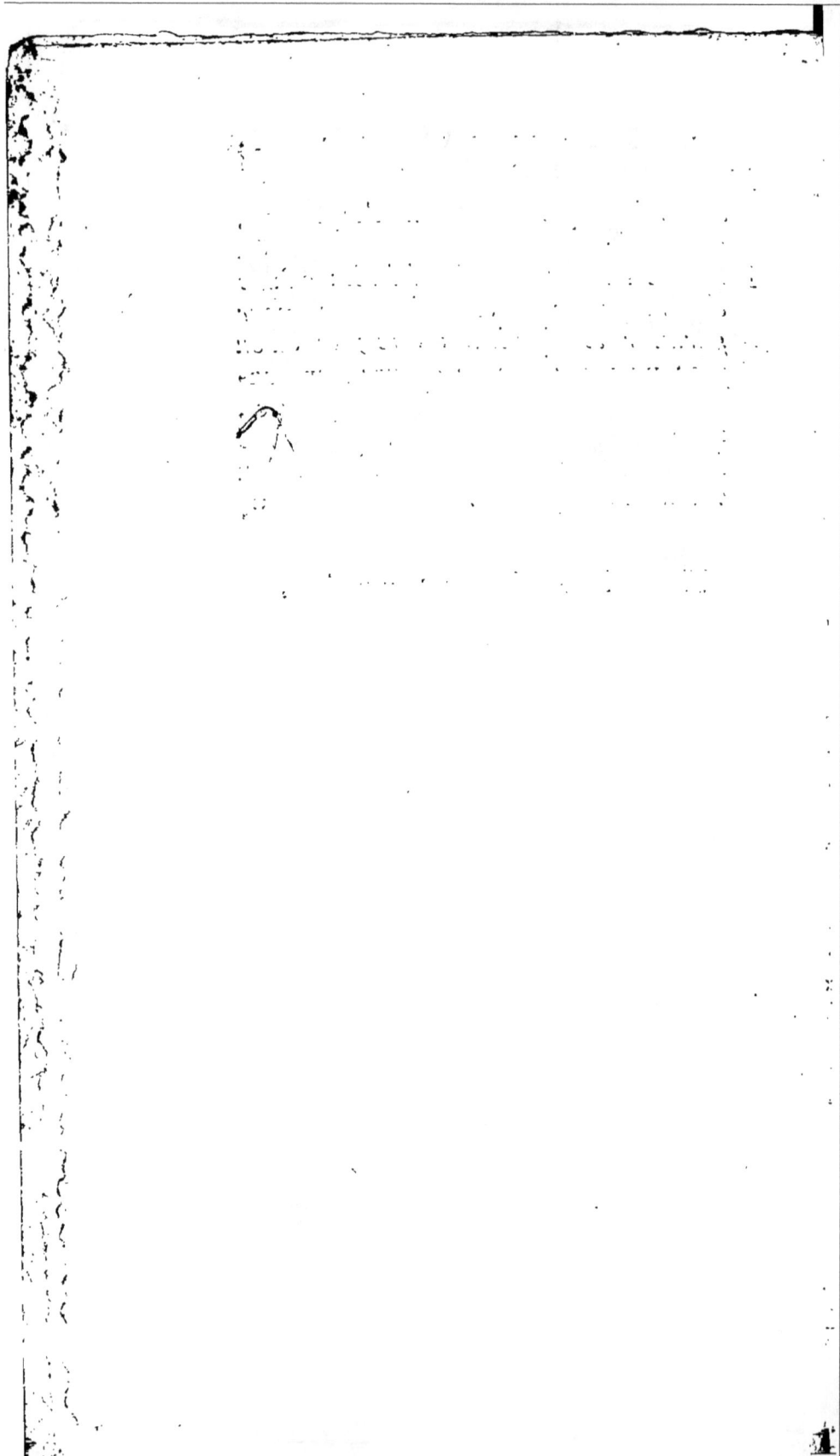

HISTOIRE
DES VERS

Qui s'engendrent dans le Biscuit qu'on embarque sur les Vaisseaux, avec des moyens pour l'en garantir.

L E biscuit est un pain desséché au four, plus que le pain ordinaire, & au point que le moisi ne puisse y pousser jamais, lorsque d'ailleurs il n'est point exposé à l'humidité du dehors. Les anciens savoient déja cette façon d'apprêter le pain, pour le mettre en état de se conserver long-tems. « Belisaire, « *est-il dit, dans l'Histoire du Bas-Empire,* » fit dé- » barquer ses troupes, & passa quelques » jours à les exercer aux évolutions mili- » taires. Pendant ce séjour, » (*la flotte de Belisaire, pour l'expédition d'Afrique, avoit relâché à Modon, dans la Morée*)

Avant-propos.

T. 9. L. 4. art. 11. pag. 188. 189.

A

» la maladie ſe mit dans le Camp, par un
» effet de la ſordide avarice de Jean le
» Cappadocien, Préfet du Prétoire. Pour
» gagner ſur le pain des Soldats, il ne
» l'avoit fait cuire qu'à moitié, afin qu'il
» peſât d'avantage. Lorſqu'ils furent à
» Methone, ce n'étoit plus qu'une pâte
» moiſie, qui ſe réduiſoit en poudre, en-
» ſorte qu'on leur diſtribuoit le pain, non
» pas au poids, mais par meſure. Ce mau-
» vais aliment, joint à la chaleur du pays
» & de la ſaiſon, produiſit des maladies,
» qui emporterent en peu de jours cinq
» cens hommes ; il en auroit péri un plus
» grand nombre, ſi le Général n'eût fait
» cuire du pain dans le lieu même ».
L'Hiſtoire ne fait mention, qu'en cet én-
droit, d'un pain gâté & moiſi ſur les
flottes de l'Empire. Par conſéquent ce
n'étoit là qu'un accident, & un accident
rare ; & on ſavoit d'ailleurs le moyen
d'apprêter le pain aſſez bien, de le faire
deſſécher aſſez pour qu'il ne riſquât pas de
ſe moiſir. Et en effet, l'Hiſtorien obſerve
que le pain ne ſe gâta que parce qu'on
ne l'avoit fait cuire qu'à moitié, ce qui
prouve qu'ordinairement, pour qu'il ſe
conſervât long-tems, on prenoit la précaution de le faire cuire d'avantage, &
de le faire deſſécher convenablement.

  Mais cet accident n'eſt pas le ſeul auquel le biſcuit & tous les autres vivres

font fujets. Le moifi, la fermentation &
les vers concourent en même-tems à la
deftruction des vivres fur les vaiffeaux.
Le moifi, par fes racines, en déchire le
tiffu; il les diffout, les pourrit, leur com-
munique fon odeur, fon goût & fes
mauvaifes qualités. La fermentation en
altére les fucs. Les vers les dégradent
par la partie qu'ils en confument pour leur
nourriture, par la bave & les ordures
qu'ils y répandent, par le rebut que donne
leur préfence. Rien fur la terre n'eft à
l'abri des vers : ils attaquent les fruits à
la campagne, pendant qu'ils font encore
fur pied ; & d'autant plus facilement,
qu'alors ils font plus tendres, & plus pro-
portionnés à la foibleffe de leurs organes.
Le bled, les glands, les pommes, &c. ;
tout y eft expofé à leur voracité. Dans
les maifons ; livres, fruits, ils dévorent
tout.

Il n'eft pas croyable combien vîte ils fe
multiplient dans le bifcuit, tant à terre
que fur les vaiffeaux ; combien prompte-
ment ils s'en emparent. Le bifcuit, quelquefois en été, eft attaqué des vers dans
moins d'un mois ; il l'eft fouvent, lors
même qu'on l'embarque, & les équipages
font réduits à voir dans leur pain, quantité
de ces infectes, que tantôt leur petiteffe,
& toujours leur foupleffe, mettent en état
de s'infinuer dans les moindres trous,

dans la finuofité la plus cachée ; fe dérober ainfi à toute leur attention , & leur laiffer le regret inévitable d'en avaler quelqu'un.

Outre cet inconvénient , lorfqu'il y a du bifcuit de retour des campagnes non remplies , qui a des vers , ou bien même lorfqu'on en connoît dans celui des foutes de la boulangerie , les vaiffeaux n'en veulent point ; on eft réduit à le vendre pour le compte du Roi , à fort bas prix ; c'eft-à-dire , qu'au lieu de 20 , 25 livres que vaut le quintal de bifcuit neuf , c'eft beaucoup lorfqu'on trouve à s'en défaire à 5 6 livres ; de façon qu'il en réfulte toujours de grandes pertes. Vers la fin du mois d'Août 1757, lorfqu'on armoit les vaiffeaux de l'Efcadre qui fut à Carthagene , il fut délibéré fi on embarqueroit le bifcuit qui étoit pour lors dans les foutes de la boulangerie , qui prefque tout , c'eft-à-dire, environ 9000 quintaux étoient pris des vers , quoique le plus vieux ne fût fabriqué que depuis le mois d'Avril : la preffe de l'armement , l'impoffibilité du choix , & l'habitude des Généraux qui déciderent , à voir le bifcuit pris des vers , fur les vaiffeaux , peu de tems après qu'il y eft embarqué , tout cela fit qu'on décida pour l'embarquement. En 1750 , M. de St. Aignan demanda & obtint qu'on débarqueroit du bifcuit pris des vers , qu'on avoit donné à la Pomone , qu'on armoit

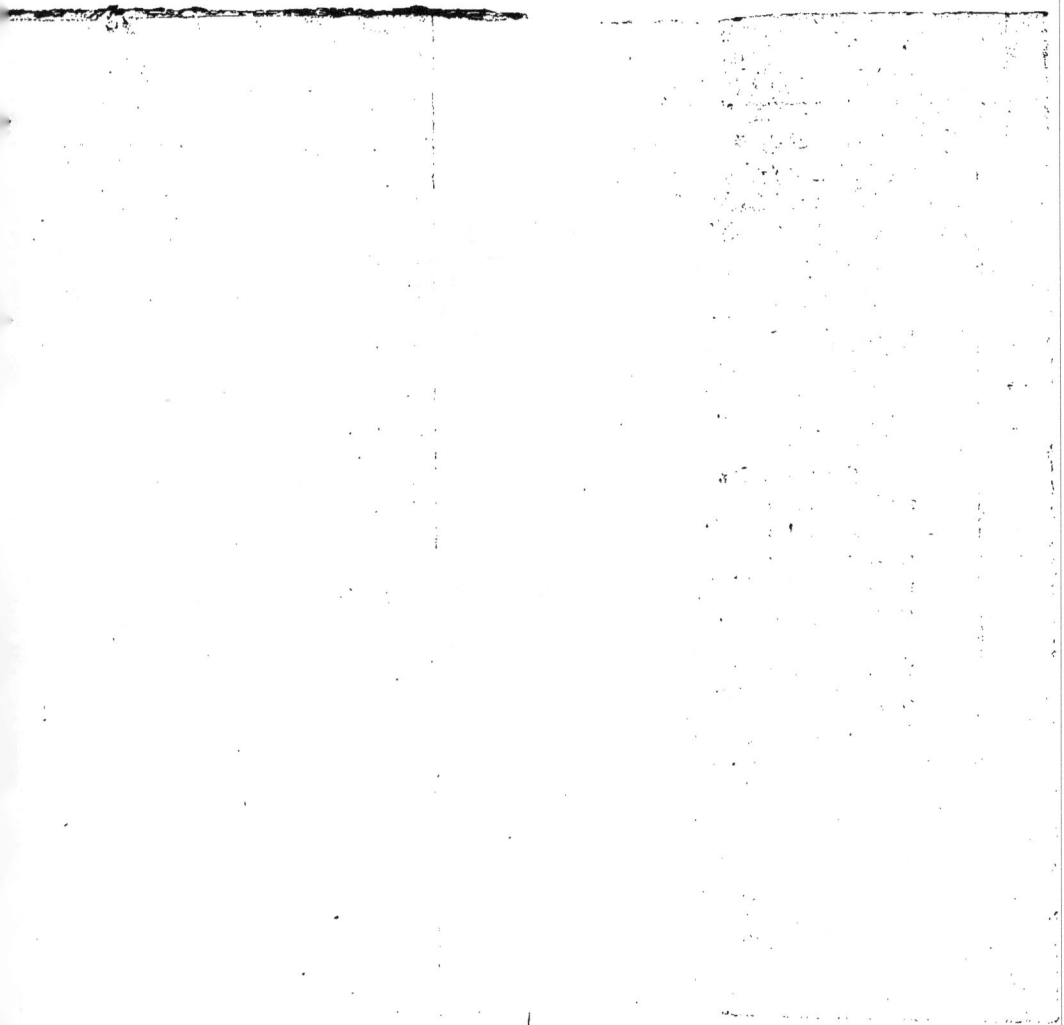

ÉTAT du Biscuit de retour de Campagnes, à Toulon, dont on a été obligé de se défaire, & qui a été vendu à perte, à compter depuis l'année 1755, jusqu'en 1769.

Epoques.	Qualités des Avaries.	Quantité de biscuit.	Montant de l'achat.	Montant de la vente.	Perte.
En 1755.	Biscuit pris de Vers.	1489. 67 l.	2453 l. 1 s. 1 d.	966 l. 7 s. 1 d.	1486 l. 14 s.
	Idem	38.	594.	114.	480.
1756.	Mache mourre	85. 54.	1411. 8. 8.	256. 12. 4.	1164. 16. 4.
	Biscuit pris, &c.	1752. 92.	28923. 3. 7.	6135. 4. 4.	22787. 19. 3.
1757.	Mache mourre	137. 5.	2261. 6. 6.	479. 13, 6.	1781. 13.
	Idem	265. 49.	4380. 11. 8.	1287. 12. 6.	3092. 19. 2.
	Idem	142. 3.	2343. 9. 10.	497. 2. 1.	1846. 7. 9.
1758.	Biscuit, &c.	1656. 35. 8.	26501. 13. 7.	9772. 9. 10.	16729. 3. 9.
	Idem	1645. 6.	26320. 19. 2.	6413. 14. 10.	19907. 4. 4.
1760.	Idem	34. 7.	549. 18. 4.	126. 6.	423. 12. 4.
1762.	Idem	58. 10.	1045. 16.	87. 3.	958. 13.
1763.	Id. & Mache mourre	1213. 65. 7.	18204. 17. 7.	6416. 16. 5.	11788. 1. 2.
1766.	Biscuit, &c.	662. 34. 8.	9935. 3. 6.	4331. 7. 9.	5603. 15. 9.
1768.	Idem	50. 83. 8.	864. 3. 10.	724. 7. 11.	139. 15. 11.
1769.	Idem	33. 25.	731. 10.	216. 2. 6.	515. 7. 6.
	Id. & Mache mourre	85. 68.	1627. 4.	942. 9. 7.	684. 14. 5.
	Total général	80099. 54 l. 15 o.	128148 l. 7 s. 4 d.	38767 l. 9 s. 8 d.	89380 l. 17 s. 8 d.

Vis-à-vis la page 5

pour l'Amérique , & qu'il commandoit.
Il y en avoit pour lors 1500 quintaux dans
ce cas à la boulangerie, qui furent vendus
à bas prix.

Je pourrois m'en tenir à ces deux époques , dont j'ai été le témoin , & qui font
affez fentir que , dans tous les tems , le
Roi a fouffert fur cet article des pertes
confidérables ; mais pour dire quelque
chofe de plus-pofitif , je vais ajouter ici
un état de quelques autres époques, que
j'ai trouvé moyen de me procurer du
bureau de la direction des vivres de la
Marine , au Port de Toulon. (*)

Les plaintes & les refus, de la part des
Officiers, qui commandent les Vaiffeaux,
d'embarquer le bifcuit qu'on leur donne
en été , à la boulangerie , feroient bien
plus fréquents encore, n'étoit qu'ordinairement le bifcuit qu'on embarque , eft
fabriqué depuis peu, & les infectes n'ont
pas encore eu le tems d'y faire grands
progrès ; de forte qu'à l'extérieur il eft
d'affez belle apparence ; on ne fe doute-
roit pas qu'ils y fuffent ; & s'il arrive qu'on
en apperçoive quelqu'un , en caffant les
galettes , pour en voir l'intérieur, l'habitude , comme j'ai déjà dit , de voir les
équipages réduits à s'en contenter , fait
qu'on paffe deffus dès que le mal n'eft pas

[*] Voyez le Tableau ci-contre.

A 3

au point que le dedans des galettes foit rempli d'ordures.

Je fus étonné du dégât de ces vers, lorfque, deftiné au détail des vivres de la Marine à Toulon en 1755, je commençai, pour la premiere fois, à le connoître, & je le fus encore davantage de voir combien peu cela feroit impreffion fur ceux qui en étoient journellement les témoins, & qui n'avoient jamais, pas même foupçonné qu'il fût poffible de s'en garantir. Il s'agit pourtant : 1°. d'éviter des dépenfes confidérables, & en pure perte ; 2°. d'adoucir la condition des équipages des vaiffeaux, en leur épargnant des rebuts fondés, qui n'appartiennent point au fervice, & qui cependant contribuent à le leur rendre dur, & à les en détacher.

Deux fortes de perfonnes ont infpection fur les vivres de la Marine : les Officiers du Roi & le Munitionnaire. Celui-ci eft obligé de n'approvifionner, dans les magafins, que des vivres de bonne qualité ; mais une fois ces vivres reconnus tels, en entrant dans les magafins du Roi, il n'eft plus refponfable de leur altération dans la fuite, lorfqu'il n'y a pas eu manifeftement de fa faute ; de forte qu'il n'eft lié par aucun intérêt particulier, à chercher du remede contre des vices naturels, ordinaires, & regardés comme inévitables, le Roi lui fait bon ces fortes d'avaries. A l'égard des Officiers du Roi, il y en a deux claffes : ceux d'épée, qui communément en fait de fervice, ne s'attachent gueres à des parties qui ne font pas purement militaires; & les Officiers d'adminiftration, qu'on promene fucceffivement, & rapidement dans les détails multipliés d'un arfénal, dans chacun defquels, à peine ils ont le tems d'apprendre ce qui n'eft que de formule & de grimoire ; bien loin qu'ils puiffent s'attacher à connoître un peu à fond, la partie effentielle, dont l'infpection leur eft confiée, & voir les améliorations dont elle pourroit être fufceptible.

Il regne d'ailleurs un préjugé, au fujet des vers du bifcuit, qui n'a pas peu contribué à entretenir l'indifférence où l'on refte à cet égard, & à empêcher d'y chercher du remede. Les vers, dit-on, ne fe mettent au bifcuit que lorfqu'il a été mal fabriqué : de forte qu'on regarde comme inutile de penfer à l'en préferver, parce qu'ils n'y ont accès, que lorfque la qualité en eft mauvaife. Ce préjugé eft fondé fur ce que certaines efpeces de vers femblent effectivement n'attaquer les fubftances, que lorfqu'elles font dans un état de dégradation : comme les vers de la viande, qui n'y font ordinairement dépofés par les mouches, que lorfque

commençant à se corrompre , son ode
les attire & les avertit qu'elle est au po;
qu'il leur faut ; c'est-à-dire , dissoute .
propre à être succée par les vers, qui n'o.
d'organes que pour succer. Et enco
n'est-ce point là une regle entiéreme;
sûre : car j'ai l'observation récente d'
lapin , qu'on m'avoit tué & écorché
Mai, qui eut la gueule & les oreilles re;
plies de vers, dans la journée. Il en arri
autant en Octobre , à du mouton c
avoit été tué le jour même, ou la veill
Et ce qui est pis encore , un jambon
un petit salé , en Février , qui avoie
déjà pris sel , attirerent pourtant plusie;
grosses mouches , qui y déposerent le
vers , qui pénétrerent dans l'intérieur .
l'action du sel étoit moins forte , s'y so
tinrent & y firent du progrès. L'ode
seule de la viande encore séreuse & po
desséchée , attire les mouches, qui aussi
y pondent leurs vers , sans prévoir mé
s'ils trouveront de quoi s'y nourrir.

Les pucerons encore & autres in
n'attaquent les végétaux , que lorsqu;
par le défaut d'une mauvaise culture,
par quelque autre accident, ils comme
cent à languir , & ne sont point dans u
entiere vigueur , &c. Mais il n'est ;
moins vrai qu'il y a d'autres vers ,
non seulement attaquent les substan
destinées à les nourrir pendant qu'el

font dans toute leur intégrité, mais que même ils ne s'en accommodent qu'alors. Les charanfons qui dévorent le bled, font dans ce cas ; ils périffent lorfque le bled commence à fe gâter. On peut en dire autant, d'une infinité d'autres, qui piquent différentes fortes de fruits, foit fur l'arbre, ou après qu'ils ont été cueillis. Et à l'égard du bifcuit en particulier, j'ai obfervé conftamment, que le plus parfait & le mieux fabriqué, n'en eft point épargné.

Le même préjugé regne encore dans le fervice de terre, par rapport au bifcuit qu'on diftribue quelquefois aux troupes. Je demandai des éclairciffements la-deffus, pendant la derniere guerre, à un Officier de ma connoiffance, qui étoit dans l'armée du bas-Rhin : il prit des informations d'un des Munitionnaires, & me répondit que : « parmi le bifcuit » qu'on donne aux troupes, il y en avoit » de deux fortes : *pain bifcuité* & *pain* » *demi-bifcuité* ; que ce dernier ne fe » conservoit pas plus d'un mois, & l'au- » tre fe conservoit un an & plus ; que » la bonté des deux efpeces dépendoit » beaucoup de la fabrication, du tra- » vail, qui eft fort pénible, & de l'ef- » pece d'eau qui y étoit employée ; que » quand il s'y mettoit des vers, c'étoit » qu'il n'avoit pas été bien fait, ou *qu'il*

» *étoit trop vieux* ; qu'enfin cela provenoit
» aufſi quelquefois des endroits où on le
» dépofoit «. Le point de la queſtion,
c'eſt préciſément d'avoir du biſcuit vieux,
qui ſoit exempt des vers ; & quant aux
lieux où on le dépofe, ils peuvent contribuer à le faire moifir & gâter, s'ils
font trop humides, & non à y faire venir
des vers.

Lorſque je voulois ſavoir des Commis
de la boulangerie, d'où venoient les vers
dans le biſcuit, on me répondoit par des
lieux communs : que c'étoit dans ſa nature, que les chaleurs y contribuoient,
& que la choſe d'ailleurs étoit inévitable ;
&c. à peu près comme quand les anciens
penſoient que les grenouilles naiſſoient
d'un pèu de boue échauffée par le ſoleil.

Semina limus habet virides generantia ranas ;
Et generat truncas pedibus. Mox apta natando
Crura dat. Utque eadem ſint longis ſaltibus apta,
Poſterior partes ſuperat menſura priores.

Ovid. Metamorph. L. 15. v. 375. ad 378.

Sic ubi deſeruit madidos ſeptemfluus agros.
Nilus, & antiquo ſuo reddidit flumina alveo,
Æthereaque recens exarcit ſidere limus ;
Plurima cultores verſis animalia glebis
Inveniunt, & in his quædam modo cæpta ſub ipſum
Naſcendi ſpatium, quædam imperfecta, ſuiſque
Trunca vident numeris : & eodem in corpore ſæpè
Altera pars vivit ; rudis eſt pars altera tellus,
Quippè ubi temperiem ſumpſere humorque calorque ;

Concipiunt ; & ab his oriuntur cuncta duobus.

Ibid. L. 1. v. 422. ad 431.

Sunt qui , cum claufo puttefacta eft fpina fepulchro,
Mutari credunt humanas anguè medullas.

Ibid. v. 389. 390.

Il n'étoit pas poffible de s'accommoder de pareilles idées. Je ne pouvois pas
digérer que les vers s'engendraffent dans
le bifcuit , fans que rien y communiquât
du dehors , & vînt y en dépofer la fe-
mence. Je voulus au moins m'en affurer
par moi-même. Pour cela , je pris quelques galettes , au fortir du four , & fans
donner le tems à aucun infecte , d'en approcher ; je les enfermai dans une boëte
de bois blanc , cubique , & d'un pied de
côté , que je fis faire exprès ; & j'en lutai
abfolument tous les joints , avec un cor-
don de cire jaune , que j'appliquai par-
deffus. C'étoit au mois de Décembre 1755,
& je laiffai ainfi cette boëte fans y toucher , jufqu'au mois de Décembre de
l'année fuivante : de forte qu'elle avoit
effuyé toutes les révolutions des faifons
d'une année entiere. Je trouvai les galettes , au bout de ce tems , en les retirant
de la boëte , auffi faines , auffi exemptes
de vers , que lorfque je les y avoit mifes.
Il n'y en avoit pas le moindre veftige ;
ce dont je m'affurai , en en coupant plufieurs , dont je diffequai l'intérieur.

Cette obſervation diſſipa mes doutes, & réaliſa mes conjectures. Je fus convaincu par-là, que les vers ne ſe mettoient au biſcuit, qu'autant que leurs œufs y avoient été dépoſés. Reſtoit à ſavoir un peu plus en détail toute l'Hiſtoire de ces Vers : leur nourriture, leur multiplication, leurs affections, &c. Je m'appliquai à les ſuivre.

Deſcription des vers du biſcuit.   D'abord tous les vers qui attaquent le biſcuit, ſont du genre des teignes, comme j'ai eu lieu de m'en aſſurer par une infinité de galettes que j'avois ſans ceſſe ſous les yeux, pendant cinq ans que j'ai été deſtiné au Bureau de l'Inſpection des vivres de la marine, à Toulon ; & ces teignes ſont de trois ſortes. Les unes ordinaires & ſemblables aux vers à ſoie, aux chenilles, mais plus petites. Leur corps eſt compoſé de dix anneaux, non compris celui de la tête & celui de la queue. Elles ſont blanches, ou couleur de chair. Elles ne paſſent gueres jamais cinq ou ſix lignes de longueur quand elles ſont bien étendues, & elles ſon groſſes à proportion. Elles muent comme toutes les autres chenilles, & on trouve leurs dépouilles dans tout l'intérieur du biſcuit. De cette eſpece de teignes, il provient des papillons.

Les autres fort velues, longues d'environ deux lignes, ont la partie convexe de chaque anneau, couleur d'olive ; elles
ſont

font munies d'un grand nombre de pattes, plus longues qu'aux teignes ordinaires, & plus déliées, fur lefquelles elles fe foutiennent, fans ramper. Elles ont des bouquets de poils, qui naiffent des jointures des différents anneaux qui compofent leurs corps, & qui font plus longs fur les côtés ; à l'extrêmité fur-tout ces poils s'alongent beaucoup, de près de demi-ligne ; & comme ils font droits & tout roides, cela leur forme une efpece de queue, hériffée de ces différents bouquets de poils, qui ont leur direction en différents fens. Comme ces teignes ne rampent point, & qu'elles fe foutiennent fur leurs pieds, qui leur fervent à marcher, quoique fort lentement, je les appellerai ici *vagabondes*, pour les diftinguer des autres. L'infecte qui en provient, eft du genre des fcarabés.

La troifieme efpece de teignes, eft femblable à celles des charanfons ; gueres plus groffes, mais deux fois plus longues ; d'un blanc un peu moins éclatant, & couvertes de petits poils de la même couleur. C'eft de cette troifieme efpece de teignes, que provient la *calendre*, qui dévore les lentilles, le bled, & autres fubftances.

Chaque efpece de teignes, demande, pour vivre, une nourriture qui lui foit propre ; & tout végétal indiftinctement,

Nourriture des vers du bifcuit.

B

ne leur eſt pas également bon. Des chenilles vertes, par exemple, que je ra-
maſſai ſur un violier, & que j'enfermai
dans une carafe, avec du biſcuit, moururent toutes dans peu ; & les teignes à
biſcuit, mourroient auſſi de même, ſans
doûte, ſi elles n'avoient autre choſe,
pour vivre, que des végétaux frais.

Les teignes ordinaires n'attaquent gueres le biſcuit vieux ; & celles à calendre
au contraire ne s'attachent preſque jamais
au biſcuit récent, & qui n'eſt pas extrêmement ſec ; c'eſt tout au plus leur pis aller.
Il leur faut une ſubſtance un peu dure :
le biſcuit le plus vieux & le plus ſec ;
le biſcuit récuit, &c.

Une galette faite en Décembre 1755,
& que j'avois tenu à l'abri des vers, juſqu'en Juillet 1757, fut miſe pour lors,
parmi une douzaine de galettes, en pile,
faites ſeulement l'hyver précédent. Dès
le 5 Août, la vieille galette de 1755,
eut deux ou trois teignes ordinaires ſeulement, & beaucoup de celles à calendres. Aucune des autres galettes n'eut de
ces derniers inſectes, mais elles furent
remplies de teignes ordinaires. En Novembre 1758, les douze galettes furent
toutes criblées par les calendres.

De même encore des galettes de plus
de deux ans, que j'avois, de retour de
l'eſcadre commandée par Mr. de la

Galiffoniere , en 1756 , furent criblées
par ces infectes, pendant que d'autres récemment faites, que j'avois mis à côté, à
les toucher , depuis plusieurs mois, n'en
eurent pas un seul.

Ce n'est pourtant pas que la dureté du
biscuit vieux rebute les teignes ordinaires , par l'impossibilité d'en tirer parti ;
où que les teignes à calendres ne puissent
absolument s'accommoder que de substances dures : puisque j'ai eu trouvé des
teignes ordinaires dans des noyaux d'a-
bricot, dont elles dévoroient le pepin,
sans qu'il y eût à l'extérieur aucun trou
à ces noyaux. Dans d'autres, elles étoient
déjà forties , & on voyoit un gros trou
au noyau , du calibre de leur corps , par
où elles s'étoient fait jour. Or ces noyaux
font bien plus durs que le biscuit , &
elles les avoient pourtant percés : soit
pour pénétrer dans l'intérieur , si ç'avoit
été après que le fruit fût tout-à-fait for-
mé , & le noyau durci ; ou bien pour
en sortir, lorsqu'elles voulurent faire leur
métamorphose , si tant est qu'elles eussent
poussé jusques-là , pendant que le noyau
étoit encore tendre & membraneux.

Et de même encore, la farine est su-
jette à devenir la proie des calendres ;
elles s'y multiplient prodigieusement, &
l'absorbent toute : au point qu'à la fin,
au lieu de farine, il ne reste plus que

leurs excréments agglutinés enfemble, faifant corps, & formant les parois des loges où leurs vers fe font formés.

Il n'eſt pas aifé de deviner quelle eſt, en tout ceci, la raifon de préférence de ces différents infectes, pour ces différentes fortes de bifcuit. Cependant je préfumerois que les calendres font, de préférence, leurs pontes, dans des fubftances dures, par la même raifon qui détermine les charanfons à pondre dans le bled : c'eſt que les vers de ces deux fortes d'infectes, font fort délicats, & en même tems incapables d'aucun mouvement de progreſſion, qui les aide à échaper aux infultes auxquelles ils peuvent être expofés ; de façon que, pour être en fûreté contre les chocs extérieurs, il leur faut un logement folide & capable d'y réfifter. Le bifcuit dans le Ponent, eſt plus compacte, moins bien levé, & plus dur, quoique plus blanc, & fait d'un plus beau bled que celui qu'on fabrique à Toulon. Je ne fais fi c'eſt pour cela, que, dans le peu que j'ai eu occafion d'en voir, fur des vaiſſeaux armés dans ces premiers ports, & qui vinrent défarmer dans ce dernier, je ne trouvai que des calendres ; ou bien fi, quand il eſt frais & récemment fait, les teignes ordinaires y donnent auſſi.

Javois penfé que les calendres peut-être connoissent que le bifcuit est tel qu'il leur faut , par une odeur rance , que la vieilleffe lui donne ; & cette odeur fans doute , le bifcuit ne la prend qu'après qu'il a paffé l'année ; excepté que par un effet de l'humidité de l'air , ce terme ne fe-trouve abrégé : puifqu'on voit que le linge blanc , fi on refte quelque tems, fans le porter , prend cette odeur. La farine encore prend facilement la même odeur, lorfqu'il y a quelque tems qu'elle eft faite ; & cela expliqueroit pourquoi le bifcuit fait en Ponent , que je vis à Toulon , avoit été attaqué des calendres , avant l'année révolue : l'humidité qui regne toujours dans un vaiffeau , pouvoit lui avoir donné le goût rance , avant le tems ordinaire. Il en eft de même de la farine , quoique bien moins dure que le bifcuit le plus tendre & le plus récent, puifque même elle eft toute divifée : les calendres prennent le change , & font trompées par l'odeur rance que cette farine a contracté ; & comme elles agiffent , non par connoiffance , mais par l'impulfion machinale de leurs organes , cette odeur feule les détermine & les induit à faux , fans qu'elles s'en apperçoivent. Et même encore , lorfqu'il y a des calendres qui ayent été pondues dans le voifinage d'un bifcuit récent & fait depuis peu , elles fe trouvent fur leurs

B 3

pas à mefure qu'elles fortent dé l'autre ,
elles y font le dégât. Ce qui prouve
qu'elles donneroient indifféremment dans
tout bifcuit quelconque ; mais qu'il n'y
a que l'odeur rance du vieux bifcuit qui
leur ferve d'appas & de guide pour le
reconnoître.

Les infectes provenus des différentes
efpeces de teignes , ne vivent pas des
mêmes fubftances qu'elles. Celles-ci, munies de ferres écailleufes , rongent aifé-
ment les corps les plus durs , & les végétaux les plus fecs , même le bois. Les
infectes qui en proviennent, armés le plus
fouvent , d'une fimple trompe , ne peuvent gueres que fuccer ; il leur faut des
fubftances proportionnées à la foiblelfe
de ces organes , pour qu'ils puiffent en
tirer parti & s'en nourrir. Auffi ne man-
quent-ils gueres de périr, lorfqu'ils n'ont
pas d'autre relfource pour fubfifter , que
les aliments propres aux vers dont ils
font nés. Des papillons provenus de cin-
quante teignes , que j'avois enfermé dans
une carafe, avec du bifcuit, n'eurent rien
de plus prelfé que de pondre , dès qu'ils
virent le jour, au printemps ; & un grand
nombre de teignes jeunes & naiffantes ,
que je trouvai dans ce bifcuit, peu de
tems après , en furent la preuve. Mais
les papillons moururent prefque d'abord,
ils ne vécurent peut-être pas deux jours.

Les papillons peut-être aussi ne sont-ils capables de prendre aucune espece de nourriture ; mais uniquement destinés à la multiplication de leur espece, une fois cette fonction remplie, ils n'ont plus rien à faire & ils meurent.

Les insectes d'une certaine petitesse, & peut-être généralement tous les insectes, trouvent suffisamment de quoi désaltérer leur soif, dans la seule humidité de l'air qui les environne. Toute la surface de leur corps, est disposée sans doute, d'une façon propre à aspirer cette humidité ; qui est tellement leur ressource, quand ils ont soif, que lorsqu'à raison, soit des chaleurs, ou des vents continuels, l'air se trouve trop sec, ils meurent. Une infinité de charansons & de calendres, que j'avois en expérience, à Mahon, dans différentes carafes, depuis le commencement de l'hiver, furent morts tous, sans exception, au mois de Juin. Et ce n'étoit pas qu'ils eussent souffert de la faim : puisque la plupart des grains de bled, dans ces carafes, avoient encore plus de la moitié de leur substance. Ce n'étoit pas non plus le froid de l'hiver, qui les eût fait périr ; puisque outre que ces insectes résistent à un froid très-violent, l'hiver à Mahon, cette année là, fut fort doux. Ce ne furent pas enfin les grandes chaleurs : l'appartement où je les

tenois, expofé au S. E. , étoit toujours
affez frais , au moyen d'un petit courant
d'air , qu'y entretenoit une fenêtre , qui
reftoit prefque toujours ouverte , avec la
porte. Il n'y a donc que la foif , dont ils
aient pu fouffrir.

Génération des Vers du bifcuit. Les teignes , comme en général tous
les infectes , ne font leurs pontes , & ne
fe multiplient qu'en été. Ils commencent dès le retour des chaleurs , vers la
fin de Mai , ou dans les premiers jours
de Juin. Mais une fois qu'elles ont donné
dans le bifcuit , elles y font toujours ,
hiver & été : foit engourdies , dans la
première faifon , ou en action , dans l'autre. Il arrive quelquefois que les nouvelles pontes ne font pas encore éclofes
au milieu du mois de Mai , & les papillons pondent encore en Octobre &
Novembre , lorfque l'air fe foutient
dans un degré de chaleur fuffifant pour
cela. Mais pour l'ordinaire , ils ne pondent plus gueres , paffé le mois d'Août ,
non plus que les autres infectes. Ils mul-
tiplieroient , fans interruption , s'il faifoit
toujours chaud ; & il n'y a point de
tems dans l'année , exclufivement déter-
miné pour cela. Il en eft de même des
chenilles , qu'on trouve , en hiver , engourdies , fur les murailles , à la campagne ,
foit dans l'état de chenilles , ou fous celui
de chryfalide ; mais comme elles pro-

fitent d'un beau foleil, grande partie du jour, elles deviennent papillons beaucoup plutôt que les teignes du bifcuit; dès le mois de Mars, & même avant cela.

La chaleur de 15 deg. qui fait éclorre les œufs des vers à foie, peut fervir à fixer le tems auquel les infeftes commencent à multiplier. C'eft au printems, à-peu-près lorfque le thermometre ne defcend plus gueres au deffous de ce terme; & peut-être lorfqu'il fait tant que d'y atteindre, pendant quelques heures du jour.

Depuis Septembre 1756, jufqu'en Mai 1757, je ramaffai, de mois en mois, deux galettes, que je prenois à la boulangerie, en fortant du four, & j'en fis ainfi deux piles, dans ma chambre, dont la premiere avoit celles de Septembre, à la bafe, & celles de Février par-deffus. L'autre pile avoit les galettes de Mars, à la bafe, & celles de Mai par-deffus. Le 22 Mai, les papillons à teignes, commencerent à fe faire voir, dans ma chambre; mais les galettes n'avoient encore aucune marque fenfible de vers, non plus que celles qui étoient dans les foûtes de la boulangerie du Roi, qui avoient été faites l'hiver précédent, ainfi que les miennes, & qu'on embarquoit pour lors fur les vaiffeaux. Je vis des toiles à vers fur une galette, le premier Juin ; & l'ayant diſſequée , je trouvai la teigne , qui étoit encore fort jeune , & preſque inſenſible. Le 15 du même mois, toutes les galettes de mes deux piles , eurent des toiles & des vers.

Les papillons & les ſcarabés ſont ovipares ; ils pondent des œufs , & non point des vers tout faits ; & ces œufs, dans la ſuite, écloſent , les uns plutôt, les autres plus tard. Dès que les papillons ont dépoſé leurs œufs , ſur du biſcuit , dans le tems propre , les teignes ordinaires y écloſent, dans deux , trois , huit jours, &c. ; & quelquefois même plutôt. Les jeunes teignes débutent par filer & faire une toile , qui eſt comme un retranche-ment , dont elles ſe défendent contre les injures du dehors ; & , dans la ſuite , à meſure qu'elles pénétrent plus avant , & qu'elles font du progrès , dans l'inté-rieur , elles continuent toujours à filer ; parce que ſe trouvant dans un lieu que leur volume ne remplit point , elles ſe ſentent à découvert , & elles cherchent à ſe faire un abri de ces toiles. D'où vient la grande quantité qu'on en voit, dans tout l'intérieur du biſcuit ?

La calandre pique les corps , à leur ſurface , y dépoſe ſon œuf ; & le ver enſuite venant à éclorre , ne pénétre gue-res plus avant : il reſte le plus ſouvent

dans le même endroit, rongeant feulement aux environs, pour fe nourrir.
Lorfqu'il arrive qu'ils vont plus loin, il
eft toujours aifé de les reconnoître : parce
qu'ils laiffent par-tout, après eux, dans
la place qu'ils quittent, leurs excréments
dont la couleur eft différente du refte,
un peu plus claire ; & en raclant par-
deffus, on voit d'abord ces excréments,
qui conduifent, comme à la pifte, jufqu'à l'endroit où ils fe font retirés.

J'avois au fond d'un barril garni d'herbes aromatiques, & rempli de bifcuit
de l'année, quatre ou cinq galettes, où
les calendres avoient beaucoup multi-
plié, les années précédentes; & elles n'en
eurent abfolument pas une, cette année.
Ce qui prouve d'abord, qu'il eft un tems,
dans l'année, où les calendres quittent
tout-à-fait les fubftances où elles avoient
été engendrées, fans qu'il refte même,
dans ces fubftances, aucun de leurs vers;
parce qu'apparemment elles ne multiplient que dans un certain tems marqué
& exclufif. En fecond lieu, elles ne
laiffent, dans ces fubftances, pas même
des œufs, pour perpétuer leur génération
les années fuivantes.

Je croirois que les calendres auffi font
leurs pontes, dans la belle faifon; qu'elles
n'en font qu'une, qu'elles la font fur la
fin de l'été, & qu'elle croît jufqu'en

automne. Les vers font dans toute leur
groſſeur, ou fort avancés, au commencement de l'hiver, & ils reſtent dans cet
état, juſqu'au printems ſuivant, que leur
métamorphoſe en chryſalides, & en ſcarabés, ſe fait fort vîte. Pour lors elles
ſortent, & elles vont ſans doute à la
campagne, chercher des ſubſtances qui
leur plaiſent davantage. On n'en voit
plus, dans le biſcuit, après leur ſortie, &
il reſte aſſez net, ſans vers, ſans ſcarabés, ſans chryſalides, juſqu'à la nou-
velle ponte. Lorſque les calendres, après
leur métamorphoſe, n'ont pas la liberté
de ſortir des lieux où elles ſont nées,
& de s'en aller, elles meurent toutes.

Les teignes vagabondes n'ont pas beſoin d'abri, ni de retraite comme les
autres. Elles ne rampent point, comme
elles, mais munies de pattes aſſez longues, pour ſe tenir deſſus, elles roulent
çà & là, & rongent au dehors, les ſubſtances, dont elles veulent ſe nourrir.

Lorſque les vers ont acquis toute leur
groſſeur, ils quittent leur premiere forme, & deviennent mouches, ſcarabés
ou papillons, après avoir paſſé par l'état
moyen de nymphe ou chryſalide. Il y
a plus de 1800 ans, qu'on en a fait l'obſervation, & elle étoit alors déjà an-
cienne.

Agreſtes

Agrestes tineæ, res observata colonis,
Ferali mutant cum papillone figuram.

Ovid.

Pour suivre ces teignes, chacune dans leur métamorphose, j'en renfermai, avec quelques morceaux de pain, dans des carafes, que je bouchai bien. Dans une, je mis 50 teignes ordinaires, que je ramassai d'un barril que j'avois rempli de biscuit, & où elles avoient donné. Comme c'étoit au mois de Novembre, elles firent leur coque la plupart, & d'autres tendirent des fils, en différents sens, sur lesquels elles s'établirent; & elles resterent ainsi, sans bouger, pendant tout l'hiver. Au printems, c'est-à-dire, depuis le 31 Mars, jusqu'au 7 Juin, elles devinrent toutes successivement chrysalides & puis papillons; & ces papillons moururent, peu de jours après avoir été formés. Je retirai de la carafe, les morceaux de pain, & je les mis seuls, dans un pot, que je bouchai bien. Les papillons avoient déjà fait leurs pontes, dans ce pain, avant de mourir; & j'y trouvai, le 10 Juillet, une fort grande quantité de jeunes teignes.

Dans une autre carafe, je mis 18 teignes vagabondes. Quelque tems après, il n'en resta pas une; mais on voyoit leurs dépouilles, avec 16 scarabés, arron-

C

dis à-peu-près comme une tortue ; retirant, comme elles, leur tête, fous les
écailles, & repliant leurs pattes fous le
ventre. Ils avoient un peu plus d'une
ligne de diametre. Ils avoient le dos brun,
tacheté de quatre rangs tranfverfeaux,
d'une efpece de feston blanc ou grisâtre.
Le ventre auffi étoit grisâtre. Ces infectes
ont des aîles fous les écailles ou étuis.

Enfin je renfermai, dans une troifieme
carafe, quelques morceaux de pain, qui
étoient remplis de vers à calendres ; il y
en avoit prefque autant que de vécicules.
Le 5 Mai 1758, je trouvai au fond de
la carafe, 26 calendres, couleur châtain
clair, qui avoient le ventre long d'environ une ligne ; un corfage au bout de
ce ventre, qui, joint à la tête, pouvoit
avoir un tiers de ligne ; & fa largeur,
ainfi que l'épaiffeur, par-tout, étoit auffi
d'environ un tiers de ligne. Ils avoient
des aîles repliées fous deux étuis qui
couvroient leur dos ; ces aîles déployées
étoient auffi grandes que celles d'une
mouche ordinaire. Il reftoit encore, dans
le pain, beaucoup de ces fcarabés tout
formés, & qui n'étoient pas encore for-
tis. Il n'y avoit plus de vers.

Les papillons choififfent les endroits
les plus cachés & les plus à l'abri, pour
y dépofer leurs œufs : les galettes du fond
d'un tas, les trous, les finuofités les plus

profondes des galettes. Les teignes qui
en proviennent, se logent dans cet es-
pace chambré & laissé vuide, tout au
tour du biscuit, par le soulevement des
deux croûtes vers les bords. On les trouve
plus infailliblement dans tous ces endroits, & les vers des œufs pondus dans
d'autres plus exposés, ne s'y arrêtent
point ; ils cherchent au plutôt un abri,
& à peine y apperçoit-on leurs toiles.
Mais lorsqu'il est question de devenir
chrysalides, les teignes quittent leurs re-
traites, & sortent du biscuit, crainte que
les papillons, trop embarrassés pour
trouver d'issue, ne périssent avant d'y être
parvenus. L'instinct seul leur fait connoître qu'elles peuvent se trouver en lieu,
d'où devenues papillons, elles ne pourroient plus sortir. On remarque qu'absolument toutes les teignes qui ont pénétré jusqu'au cœur des substances, par des
routes d'abord imperceptibles, à cause
de leur petisse, dans leur premier état,
ne font jamais leur métamorphose dans
ces substances. Elles commencent par en
sortir, crainte que, devenues scarabés ou
papillons, & n'ayant plus d'organes propres à ronger, elles ne se trouvent prises,
& qu'elles ne puissent plus s'en tirer.

Aussi ne s'y trompe-t-on jamais : dès
qu'on voit un trou de ver sur quelque
substance, l'animal n'y est plus, il est

déjà forti. Car ces trous, qui font du
calibre du ver dans toute fa groffeur,
ne font point ceux qu'ils avoient fait en
y entrant, puifqu'ils étoient de la derniere petiteffe ; ce ne font pas non plus
les papillons qui les ont faits, puifqu'ils
n'ont point d'organes propres pour cela.
On peut inférer encore de cette précaution que la nature infpire aux vers, avant
de faire leur métamorphofe, que la même
fubftance, comme il a été dit, qui leur
convenoit dans leur état de ver, ne leur
eft plus bonne enfuite, quand ils ont chan-
gé de forme.

Les teignes vont faire leur métamorphofe, en lieu ouvert, mais retiré pourtant. Elles font leur coque, dans quelque
angle, dans les feuillures d'une chemi-
née, &c. Au commencement de l'hiver,
on les voit grimper dans des lieux rele-
vés, parce qu'elles doivent y paffer toute
la faifon, & qu'elles favent, par inftinct,
que l'air y eft moins froid que dans les
endroits plus bas. En été, que leur métamorphofe fe fait vîte, elles n'y cherchent point tant de façon, & le premier
endroit leur eft bon.

Il femble qu'elles peuvent à leur gré,
avancer ou retarder cette métamorphofe.
Les teignes furprifes par l'hiver, atten-
dent le retour de la belle faifon pour la
faire. Les vers, proprement dits, engen-

drés dans quelque végétal humide , l'ont tous faite , lorſque le végétal vient à ſe deſſécher : on n'y trouve plus aucun ver, mais ſeulement des dépouilles de chryſalides , enſévelies dans le végétal deſſéché.

Le dégât des calendres , quoiqu'elles ne faſſent leurs pontes, qu'à la ſurface des corps, ſans pénétrer dans l'intérieur , eſt plus conſidérable que celui des teignes ordinaires , parce leur multiplication eſt prodigieuſe , & telle qu'on voit les ſubſtances où elles ont donné , toutes criblées , à la profondeur d'environ une ligne, ſur toute la ſurface. Il y a encore une autre raiſon , qui rend leur dégât plus ſenſible : c'eſt que ne bougeant jamais de la place , elles rongent toujours dans le même endroit ; au lieu que les autres teignes , plus vagabondes , mangent un peu par-tout.

Dégâts des vers, dans le biſcuit.

Les ſubſtances où les teignes ont donné , en retiennent une odeur & un goût foétide & déſagréable, qui provient ſans doute de quelque humeur qu'elles y répandent, pour les mettre en état d'être entamées : comme on le remarque des châtaignes , du bled , &c. qui puent & ſentent mauvais , lorſque les teignes s'y ſont miſes. L'humidité de cette humeur ou bave , favoriſe d'ailleurs les progrès du moiſi , qui acheve de diſſoudre les

ſubſtances, & les rend propres à devenir la pâture encore d'autres inſectes.
Cette bave eſt ſi abondante, que de la
poudre de bouis, par exemple, ou bien
la farine, lorſque les vers y ont donné,
ſont toutes priſes & font corps. D'où il
réſulte que ſi cette humeur a quelque
choſe de mauvais, les ſubſtances qu'elle
atteint, doivent en contracter une qualité mal ſaine. Ce ſont peut-être la grande quantité d'inſectes, & leur tranſpi-
ration, pendant les chaleurs, qui ren-
dent cette ſaiſon mal ſaine, & ſont
cauſe de bien de maladies. Au lieu que
l'hiver, pendant lequel ces animaux ſont
tous retirés dans des trous, que grande
partie a péri, & qu'ils tranſpirent peu ;
l'hiver rétablit toutes choſes, & rend à
l'air ſa pureté. C'eſt un préjugé commun
& aſſez général, que l'hiver eſt plus
ſain que l'été.

Affection
des Vers du
biſcuit.

Les teignes du biſcuit réſiſtent au froid,
ſur-tout lorſqu'elles ſont dans un état un
peu avancé. En 1764, que l'hiver fut
rude, j'en avois de pluſieurs eſpeces, qui
tinrent bon. Tous les ſcarabés, mouches
& papillons, qui ne paroiſſent point pendant l'hiver, feroient croire qu'ils ſont
morts, & que leurs œufs, ainſi que ceux
des vers à ſoie, ſont ſeuls deſtinés à conſerver l'eſpece. Mais les mouches, qui
ſont viviparés, ne laiſſent point d'œufs

pendant l'hiver ; & par conféquent il faut
qu'elles ou leurs vers réfiftent & tiennent
bon pendant cette ſaiſon , ſans quoi , depuis déja long-tems , la race en ſeroit
perdue.

J'ai effectivement trouvé, le 12 Février
1773 , ſur la vître de ma fenêtre , ex-
poſée au S. Et pendant un beau ſoleil ,
une mouche vive , mais un peu engour-
die , avec un couſin auſſi alerte qu'en
été. Ils avoient réſiſté par conſéquent aux
froids terribles qu'il avoit fait. D'où il
réſulte que les mouches , ainſi que leurs
vers , retirées dans quelque abri , ſou-
tiennent très-bien les plus grandes ri-
gueurs de l'hiver. M. Duhamel m'écri-
voit dernierement , que pendant les plus
grands froids de cette année , qui ont ,
dans quelques endroits , ſurpaſſé ceux de
1709 , on avoit trouvé à Paris , des chenilles gelées au point , qu'en les jettant
ſur une aſſiette , elles claquoient &
faiſoient du bruit , comme auroit fait un
morceau de verre ; & lorſqu'on vouloit
eſſayer de les plier , elles caſſoient net ,
tout de même. Et malgré cela , ſi on
avoit l'attention de les rechauffer peu-
à-peu , à un feu doux , elles revenoient
parfaitement , & n'en mouroient point,
Tellement bien la providence a arrangé
les choſes : pour que des accidents par-
reils ne puſſent jamais opérer la deſ-
truction d'aucune eſpece.

Pendant tout ce tems , les infectes en
général ne mangent point : ils tranf-
pirent peu , & leur foin unique eft de
fe ramaffer en nombre , dans quelque endroit retiré , de s'y tapir , & de fe défendre du froid , le mieux qu'ils peuvent.
D'où il réfulte que le ventilateur , em-
ployé dans une foute remplie de bifcuit,
en chafferoit les vers , il les obligeroit
à fuir , s'ils y étoient déja ; & s'ils n'y
étoient point encore , il les empêcheroit
de jamais en approcher. M. Duhamel
effectivement a plufieurs fois éprouvé que
des tas de bled , dont la furface avoit
une croûte vernimeufe , & une infinité
de ces infectes cachés par-deffous : toutes
les fois qu'on faifoit jouer le ventilateur,
ces vers décampoient à la file par la
trappe du haut , & s'enfuyoient ; en forte
que dans peu , il n'y en refta pas un
feul.

Moyens
de garantir
le bifcuit,
des vers.

Outre le ventilateur , on a plufieurs
autres moyens également efficaces contre
ces infectes. Ils ne tiennent point contre
une chaleur de 35 deg. La fumée du
tabac , du fimple papier , & encore plus
la vapeur du foufre , qu'on introduiroit
dans une foute remplie de bifcuit , leur
eft mortelle ; ils n'y réfiftent point. J'en
ai fait l'expérience , en préfentant plufieurs de ces infectes , fur la fumée d'un
peu de tabac que j'avois jeté fur des

charbons allumés ; au-deſſus de celle d'un
peu de papier, que j'éteignois après l'avoir
laiſſé flamber quelque tems ; au-deſſus
de la vapeur du ſouffre enflammé d'une
allumette. Ils étoient ſuffoqués dans l'inſ-
tant , & cela ne doit pas ſurprendre :
la même choſe arrive à généralement tous
les animaux qui ſe trouvent en pareil
cas, & qui ne peuvent pas reſpirer libre-
ment. Mais ces moyens demandent de la
conduite , de l'adreſſe dans l'exécution ,
ſoit pour diminuer , autant qu'il eſt poſſible , la peine , le travail , l'embarras,
ou pour en aſſurer le ſuccès , & je ne
m'en ſuis point occupé. Je m'en ſuis
tenu à ma premiere idée de la clôture
du biſcuit ; pour en fermer tout accès
à ces animaux dangereux.

Lorſque j'eus raſſemblé toutes ces
connoiſſances concernant les vers du
biſcuit, j'en dreſſai un mémoire , dans
lequel , après m'être attaché à démon-
trer par-tout ce qu'on vient de voir,
qu'une clôture exacte eſt le vrai remede
pour empêcher les vers de jamais toucher au biſcuit ; je ferois obſerver que,
quoique l'Ordonnance de la Marine
preſcrive de chauffer, brayer, & cal-
fater les ſoutes , tant à terre que ſur les
vaiſſeaux , on avoit en cela eu en vue,
moins la clôture du biſcuit , au point
que rien du dehors, l'air extérieur même,

ne puffent y pénétrer, que d'empêcher
feulement la pouffiere & les ordures
groffieres de le falir & de le gâter. De
forte qu'en conféquence, on ne fe piquoit
point de la derniere exactitude, qui
n'étoit pas non plus néceffaire pour un
pareil objet ; & toutes ces pratiques
s'exécutoient de gros en gros. Le plus
fouvent même les joints des planches de
ces foutes, ne font calfatés qu'en partie ; aucune des foutes de la boulangerie
du Roi, à Toulon, n'a les cloifons cal-
fatées ; auffi le bifcuit eft pris des vers,
en été, prefque auffi-tôt qu'il y a été
mis.

Il reftoit, le 29 Août 1759, dans les
foutes de la boulangerie, à Toulon,
400 quintaux de bifcuit, qui étoit renfermé, partie en grenier, partie en facs,
dans un des magafins du premier étage
du corps de logis qui eft à l'Eft. Ces
magafins font voûtés, & celui en queftion avoit fes fenêtres bouchées & cal-
fatées. De 20 galettes qu'on me préfenta,
pour les examiner, & qu'on prit dans
le tas, fans choix & fans lumiere, il
y en eut la moitié avec des vers & des
chryfalides, dont le papillon n'étoit pas
encore forti. Les infectes n'avoient pourtant pu avoir accès dans le magafin,
que par les joints de la ferrure & de
la porte.

Je me proposai de procurer l'exécution des moyens que j'avois imaginé, pour pratiquer une clôture du biscuit, telle qu'il convient, & en assurer la conservation. J'adressai mon mémoire, à ce sujet, à M. Accaron, premier Commis de la Marine. Ma lettre, en datte du 15 Janvier 1758, étoit conçue en ces termes : « Je prends la liberté de vous » adresser le mémoire ci-joint, qui vous » paroîtra intéressant par son objet. Je » vous prie de vouloir bien ne pas re- » fuser quelques moments de loisir à sa » lecture ; & si vous trouvez que j'aie » rempli mon but, dans les moyens que » je propose pour conserver le biscuit, » je suis persuadé que vous ne me refu- » serez pas d'employer votre crédit pour » en procurer l'exécution. Je vous serai » obligé toujours de me dire votre avis » sur tout ce qu'il contient : si les moyens » que j'ai imaginé sont aussi justes qu'ils » me l'ont paru, & ce que vous pour- » riez croire propre à les perfection- » ner, &c. „

Il me fit la réponse suivante, 25 Janvier 1758. « Avant de vous marquer, » Mr. mon avis, sur le mémoire que » vous m'avez fait l'honneur de m'a- » dresser, il m'a paru assez important, » pour être lu avec attention. Je compte » en parler au Ministre, après quoi,

» j'aurai l'honneur de vous marquer ce
» que l'on en penſe, & ce qu'il pourra
» exiger de plus de vous, pour mettre
» vos idées dans tout leur jour, &c. „

Et puis, en datte du premier Février.
» J'ai lu avec attention, le mémoire que
» vous m'avez fait l'honneur de m'a-
» dreſſer, & j'ai rendu compte au Mi-
» niſtre de vos recherches & de vos
» obſervations. Permettez-moi de remar-
» quer que les précautions que vous pro-
» poſez, ſont d'uſage de tous les tems,
» & qu'on n'a preſque jamais vu le pain
» ſe gâter dans les ſoutes de nos vaiſ-
» ſeaux, quand il a été embarqué de
» bonne qualité. Le mal vient de terre,
» ſoit par la mauvaiſe fabrication, ſoit
» par la mauvaiſe qualité des grains ou
» de la farine, ſoit enfin par le peu de
» ſoin qu'on a ſouvent du biſcuit, dans
» le tems qu'il repoſe dans les ſoutes
» de la boulangerie. Ces refléxions ne
» diminuent point le prix de votre tra-
» vail, &c. „

Cette réponſe de M. Accaron, con-
firme ce que j'ai déja dit, de l'idée géné-
rale où on eſt ſur l'origine des vers dans
le biſcuit ; & combien cette erreur eſt
répandue. M. de Moras étoit pour lors
Miniſtre de la Marine, & M. Charron,
ſon parent, qui avoit ſa confiance, &
la direction de preſque toutes les affaires,
fut

fut très-certainement confulté ; & il influa pour beaucoup dans cette décifion. Cela fit que , lorfqu'environ 15 mois après, j'envoyai mon mémoire à M. Berryer, qui avoit fuccédé à M. de Moras ; ce Miniftre , qui goûta ce que je propofois , ayant donné ordre à M. Charron , pour lors Intendant à Toulon , d'en faire l'épreuve ; celui-ci tenant toujours fans doute à fa premiere idée , trouva moyen d'éluder cet ordre, comme on verra ci-après. Voici la lettre de M. Berryer, en réponfe à celle qui accompagnoit le mémoire , que je lui adreffai , en date du 2 Mars 1759.

31 Mars 1759. « J'ai reçu avec plai-
» fir , M. le mémoire que vous m'avez
» envoyé fur les obfervations & les ex-
» périences que vous avez faites pour
» découvrir les moyens de parvenir à
» conferver le bifcuit, fans être attaqué
» des vers , comme il arrive le plus fou-
» vent : ce qui donne de la répugnance
» & du dégoût aux équipages qui doi-
» vent le confommer. Je ne puis que
» vous favoir gré de l'application que
» vous apportez à une partie du fervice
» auffi effentielle. Comme je ne doute
» pas que vous n'ayez fait part de ces
» obfervations à M. Charron , je lui
» marque qu'il convient d'en faire ufage,
» au moins en tout ce qui eft praticable,

D

,, pour les précautions à obſerver dans
,, la clôture & la fermeture des ſoutes,
,, tant à la boulangerie, que dans les
,, vaiſſeaux en armement ».

Ce Miniſtre écrivit en effet à M.
Charron, la ſuivante. 31 Mars 1759.
,, Quoique je ſois perſuadé que l'on n'ou-
,, bliera rien, dans l'armement de l'eſ-
,, cadre de M. de la Cliie, pour pré-
,, venir les accidents qui ſont arrivés dans
,, les derniers armements, & qui ont
,, occaſionné des dépériſſements dans
,, quelques parties de vivres ; je dois
,, vous dire qu'il a été obſervé qu'il ſe
,, trouvoit beaucoup plus de vers dans
,, le biſcuit qui ſe fabrique à Toulon,
,, que dans celui des ports du Ponant ;
,, ce qui rebute conſidérablement le ma-
,, telot, qui eſt obligé d'en manger. Je
,, ſens que la chaleur & la ſéchereſſe du
,, climat, peut y contribuer. Mais il paroît
,, qu'avec un peu plus de précaution,
,, tant dans les ſoutes de la boulangerie,
,, que dans celles des vaiſſeaux, pour
,, empêcher la communication aux pa-
,, pillons qui dépoſent leurs œufs ſur les
,, galettes, on pourroit parvenir à con-
,, ſerver le biſcuit plus long-tems exempt
,, de ces vers. Le Sr. Joyeuſe, écrivain
,, principal, m'a adreſſé un mémoire à
,, ce ſujet, qui me paroît bien raiſonné,
,, & ſoutenu par diverſes expériences

„ qu'il a faites. Je fens qu'il eft im-
„ poffible d'apporter fur des quantités
„ de bifcuit auffi confidérables que cel-
„ les qui fe fabriquent à la boulange-
„ rie, & fe confomment fur les vaif-
„ feaux, des précautions auffi fcrupu-
„ leufes que celles qu'il peut avoir em-
„ ployées fur les petites parties fur lef-
„ quelles il a fait fes épreuves. Mais je
„ penfe qu'on ne doit rien oublier, des
„ moyens qui peuvent tendre, fi non à
„ détruire totalement cet inconvénient,
„ du moins à en retarder & diminuer
„ l'effet. Vous verrez, à ce fujet, fi
„ par la préparation des foutes, tant à
„ la boulangerie, que dans les vaif-
„ feaux, de la façon que le penfe le Sr.
„ Joyeufe, on peut parvenir à fe pro-
„ curer cet avantage ». *Signé* BERRYER.

Reponfe de M. Charron, à la lettre
précédente. 2 Avril 1759. « Je penfe que
„ le bifcuit qui fera embarqué dans les
„ vaiffeaux de l'efcadre en armement,
„ ne fera pas fujet aux vers dont on
„ s'eft plaint précédemment. Ayant été
„ fabriqué en hiver, il fera bien moins
„ expofé à cet inconvénient, que celui
„ qui fe fait pendant l'été. Les foutes de
„ la boulangerie refaites à neuf, les
„ papillons ne s'y introduiroient pas non
„ plus fi facilement. Mais la dépenfe en
„ feroit confidérable; & vous ne penfez

,, pas , Mgr. , qu'on puiſſe s'occuper de
,, cette réparation, dans les circonſtances
,, préſentes. Je lirai le mémoire du
,, Sr. Joyeuſe , & je verrai le parti
,, qu'on en pourra tirer , pour mieux
,, conſerver le biſcuit , & tâcher de le
,, préſerver des vers à l'avenir , autant
,, qu'il ſera poſſible ». *Signé* CHARRON.

M. Charron fait valoir ici , comme
on voit , un préjugé où l'on eſt encore
au port de Toulon , que le biſcuit fabriqué pendant l'hiver , n'eſt point ſujet
aux vers. Il eſt bien vrai que les vers
ne s'engendrent que pendant que l'air
conſerve un certain degré de chaleur ;
de façon que le biſcuit , en hiver , n'a
point de vers , lorſqu'il a été fait dans la
ſaiſon même. Mais ſi on garde ce même
biſcuit fabriqué en hiver , juſqu'aux chaleurs de l'été , les vers s'y mettent.

Mais d'ailleurs ces dépenſes, auxquelles
M. Charron prétendoit qu'on ne pouvoit ſonger , dans les circonſtances de la
guerre où l'on ſe trouvoit , furent pourtant faites , & ce que je propoſois , négligé. Il fit refaire à neuf toutes les ſoutes de la boulangerie , ou au moins
grande partie : dépenſe immenſe , par le
vieux bois perdu & dépecé en coupeaux,
par la conſommation du bois neuf , des
clous ; & par les journées d'ouvriers.
Enſuite au lieu d'un ſimple calfutage

que je demandois , il fit bouveter toutes
les planches , & il en fit couvrir tous
les joints , d'un lîteau de trois pouces
de largeur. J'ai déja fait remarquer combien est insuffisant un expédient pareil ,
& que les vers se font jour à travers les
joints des planches , par la moindre ouverture. Mais d'ailleurs , dès le mois de
Mai suivant , en 1760 , toutes ces planches furent crevassées ou déjettées , comme on dit , & elles avoient des fentes de
plus d'une ligne de largeur , qui par-
conséquent auroient admis , non pas des
jeunes vers naissants , mais ceux qui ont
acquis toute leur grosseur. Aussi le biscuit de ces soutes , qui restoit de celui
qu'on avoit fourni pour les armements
de l'année 1761 , & que j'examinai en
Octobre , étoit tout rempli de vers.

J'avois d'abord pensé à renfermer le
biscuit dans des barriques ordinaires ,
mais je reconnus qu'elles faisoient un abri
peu sûr. Les douves , presque toujours ,
laissent , entr'elles , quelque vuide , vers les
extrêmités. Lorsqu'on les remplit d'une
liqueur , elles s'insinuent dans les pores du
bois , les gonfle , resserre les douves , & fait
que celles qui ne joignoient pas bien , ache-
vent de se réunir; ce qui empêche la transpi-
piration, comme on le remarque du vin dans
les tonneaux ordinaires. Mais lorsqu'on
met dans les barriques des matieres solides,

les douves ſe deſſéchent , ſe retréciſſent
de plus en plus , avec le tems, & laiſſent
toujours plus de vuide entr'elles. C'eſt à
travers ces vuides , que les papillons in-
troduiſent leurs œufs , & que les vers
ſortent , dans la ſuite , pour aller tra-
vailler à leur métamorphoſe.

Un barril de bois de chêne , d'environ
un pied de fond , & deux de haut , bien
joint & bien lié , fut rempli , le 14 Mars
1757 , de fleur de farine de bled fin du
Languedoc , venue depuis peu du mou-
lin , & je tins toujours ce barril dans
ma chambre. Il ſe deſſécha tellement
que , le 16 Novembre ſuivant , j'intro-
duiſois près d'un pouce de la lame d'un
canif entre les douves. Je défonçai ce
barril , & j'y vis plus de 200 teignes ,
chacune dans ſa coque , attachée , ſoit au
papier qui revêtoit intérieurement le
barril , ſoit en dehors entre les cercles
& le barril.

Deux autres barrils , pareils au précédent , furent remplis , en Novembre
1756 , l'un de 19 liv. & l'autre de 24
liv. de biſcuit , ſortant du four. Un an
après , en Novembre 1757 , je les défonçai , & j'en trouvai toutes les galettes
remplies de teignes ordinaires. Le biſcuit d'ailleurs avoit très-bon goût , &
ne ſentoit point ni le moiſi , ni le fer-
menté.

Le bifcuit feroit parfaitement clos, dans des barriques doublées de plomb ou de fer blanc. Mais la dépenfe feroit trop grande, avec le plomb. Avec le fer blanc, les frais ne laifferoient pas que d'être confidérables, & en même tems le doublage ne feroit point folide : le fer blanc rifquant de fe couper & de fe fendre, dans les divers mouvements pour le tranfport des barriques. Mais d'ailleurs le bifcuit tenu dans des barriques, ainfi doublées de matieres métalliques, ne feroit point fain ; parce que, pour le garantir des vers, il faudroit l'enfermer d'abord au fortir du four, & fans attendre même qu'il fût refroidi, crainte que dans l'intervalle, quelque papillon n'y donnât. Or il eft d'expérience que le bifcuit renfemé chaud, répand fur les parois du vaiffeau qui le contient, toute l'humidité qui lui refte, & que la chaleur fait exalter. Enfuite il abforbe de nouveau cette humidité, qu'il avoit ainfi dépofée, & il la reçoit chargée de tout ce qu'elle a pu trouver de mal fain fur ces parois.

Il m'eft arrivé une fois qu'un citron, que j'avois dans un gobelet, y pourrit, & le couvrit tout de moifi. A quelque tems de là, après avoir retiré le citron du gobelet, & l'avoir bien rincé & effuyé, j'y enfermai des morceaux d'une galette

que je venois de prendre toute chaude,
à la boulangerie, & je la luttai. Les parois internes du gobelet, furent d'abord
couvertes d'une rofée, qui n'y parut plus
quelques jours après. Lorſque je retirai
ce biſcuit du gobelet, il étoit parfaitement ſain, & ſans avoir autrement ſouf-
fert d'aucune façon ; mais il avoit une
odeur de citron moiſi, qui ſaiſiſſoit, &
qu'il ne perdit jamais : plus de deux ans
après, il l'avoit encore. Or comme
toutes les matieres métalliques ſont re-
gardées comme capables de vicier les
liqueurs qui y communiqueroient pendant quelque tems, il eſt fort à craindre
que le biſcuit n'en contractât quelque
choſe de mal ſain ; & le plus ſûr eſt de
ne pas le riſquer, & de ne point ſe ſer-
vir d'uſtenciles pareils. *In ſtanneo vaſe
vinum per noctem relictum, adſciſcit ſu-
bindè vim emeticam, quam ab arſenicali
hujuſmodi materiá, derivat glauberus.*

Junck.
Comp.
Chem.
Theor. pr.
Tab. 37. t. 1.
p. 964. art.
penult.

J'eſſayai de tapiſſer les barrils, d'une
toile godronnée. Je fis faire cinq barrils,
bois de châtaignier, d'un peu plus d'un
pied de fond, & de deux pieds de haut ;
& je les remplis de biſcuit tout chaud
& ſortant du four. Il y en entra 106 liv.
J'avois auparavant doublé l'un, d'une
toile noyale enduite de godron ; un autre d'un ſimple papier auſſi godronné ;
un troiſieme encore de papier, enduit

feulement de cire jaune ; & je ne fis rien
aux deux autres. Le fond fupérieur des
trois premiers barrils, étoit mobile ; &
il fut mal lutté. Je m'apperçus, dans le
cours de l'expérience, qu'ils prenoient
jour par plufieurs endroits. Je laiffai tous
ces barrils dans ma chambre, depuis le
mois de Mars, jufqu'au mois d'Octobre,
c'eft-à-dire, pendant tout le tems criti-
que au bifcuit. Je remarquai des papillons en différents tems, & des galettes
qui étoient à une extrêmité oppofée aux
barrils, eurent des vers. Il n'y en eut pas
un feul dans aucune des galettes des
deux barrils godronnés, non plus que
dans celui enduit de cire jaune ; il y eut
feulement trois galettes attaquées de vers
dans l'un des deux barrils fans apprêts,
& deux dans l'autre. Le voifinage des
barrils godronnés, avoit fans doute em-
pêché auffi la foule d'accourir à ces
derniers.

Ce phenomene me furprit : il n'étoit
pas queftion ici de clôture exacte, puifque les cinq barrils prenoient jour. Pourquoi donc le bifcuit qu'ils renfermoient,
fut-il épargné, pendant que tout l'autre,
qui étoit répandu en différents endroits
dans le même appartement, en avoit ?
Je ne doutai point que ce ne fût l'odeur
du godron, qui avoit écarté les infectes.

Je répétai l'expérience en Novembre 1762. Ayant vuidé les cinq barrils ci-deſſus, pour me défaire de tout ce biſcuit, dont je n'avois plus beſoin, j'en réſervai des deux barrils godronnés, tout ce qu'il y avoit de galettes les mieux faites, dont je remplis un barril ſans godron, ni aucun autre apprêt ; le couvercle de ce barril étoit mobile, comme celui d'une boîte ordinaire & point lutté. De toutes ces galettes, il n'y en eut que deux qui eurent chacune un ver, en Octobre 1763. Pluſieurs autres galettes ſaines, & qui n'étoient point des barrils godronnés, que j'avois mis en pile, ſur le couvercle du barril ci-deſſus, en Novembre 1762, furent criblées par les calendres, en Mai 1763 ; & ces inſectes ne ſe communiquerent pourtant point ni à une des galettes godronnées qui étoit en pile ſur le couvercle du barril, avec celles dont je viens de parler, ni aux autres godronnées qui étoient dans le barril. Une de ces mêmes galettes, que j'avois oublié ſur une des tablettes de ma garderobe, où je la trouvai en Avril 1765, n'avoit pas non plus la moindre marque de vers ; comme je m'en aſſurai en la diſſéquant. Je la goûtai & la trouvai très-bonne, quoique ſentant encore beaucoup le godron ; cela ne lui alloit point mal, & n'avoit rien de déſagréable.

Voilà donc décidemment le godron en possession d'écarter les vers du biscuit. Ce n'est pas que, par elle-même, son odeur ait rien de rébutant ou de nuisible à ces insectes; mais comme elle est plus forte que celle du biscuit, elle la domine & la couvre; de sorte que les vers ne peuvent plus trouver leur proie, faute de guide pour la leur indiquer, & ce n'est que par hasard qu'ils y donnent. On ne peut expliquer autrement les différents phenomenes que j'ai observé à cet égard.

Pendant toute l'année 1761, que je tins en expérience à Toulon, les cinq barrils ci-dessus, dont deux étoient godronnés, il voltigea dans ma chambre un grand nombre de papillons, & il n'y eut pourtant point de vers dans aucun des cinq barrils. Donc l'odeur du godron ne rebute point les papillons, puisqu'il y en eut dans ma chambre; & le biscuit ne fut épargné que parce que le godron des barrils, leur en couvroit l'odeur.

D'ailleurs ces papillons peut-être venoient-ils des galettes que j'y avois en pile en plusieurs endroits, & qui avoient des vers depuis plusieurs années. Car les papillons n'entrent gueres dans un appartement, qu'autant qu'ils sont attirés par l'odeur de quelque substance qui leur convient ; autrement ils aiment mieux le grand jour. Or l'odeur du godron dominant dans ma chambre , & couvrant celle du bifcuit , il eſt vraiſemblable qu'il n'y parvint aucun papillon du dehors. De plus , les vers donnerent toutes les années dans le bifcuit , pénétré de l'odeur de godron , que je gardois dans le barril non godronné ; & ils n'en auroient point approché , fi cette odeur avoit eu pour eux quelque choſe de funeſte , ou même ſeulement de déſagréable. Le haſard ſans doute fit que ces papillons approcherent aſſez du bifcuit, pour le reconnoître ; & ils y pondirent. Et ce qui prouve que ce n'eſt que le haſard, c'eſt qu'il n'y a jamais eu qu'une, deux galettes attaquées , chaque année. Enfin ſi le godron avoit quelque choſe de ſi contraire aux vers du bifcuit, comment expliquer ces teignes que je trouvai , une fois , logées préciſément entre le bois du barril & la toile godronnée , dont il étoit doublé ; c'eſt-à-dire, ſur le godron même, où elles avoient fait leur coque.

Je fis une fois deux piles de galettes faines. L'une des deux avoit une feuille de papier enduite de godron , dans l'entre-deux de toutes les galettes , & j'avois placé ces deux piles, ſur le couvercle d'un barril qui contenoit un certain
nombre

nombre d'autres galettes où les calendres s'étoient déja mises. C'étoit en Novembre 1764. Les deux piles de galettes faines, furent criblées par les calendres, malgré le godron, dès le mois d'Avril. Le voisinage du grand nombre de ces infectes, qui étoient dans les galettes du barril, fit qu'ils ne purent manquer celles en pile, quoique l'odeur en fût totalement dominée par celle du godron. Ils les trouvoient sur leur passage, à leur sortie du barril.

Les calendres, non plus que les teignes ordinaires, ne font donc point rebutées par l'odeur du godron; elles n'épargnent le biscuit godronné, qu'autant qu'elles ne peuvent pas le trouver. En général, les odeurs fortes n'agissent pas autrement : elles n'écartent les infectes, qu'en leur cachant leur proie. J'enfermai, le 14 Septembre 1766, trois galettes & demi, dans une vieille chemise, où je les roulai, à plusieurs tours. J'en mis deux autres, sans enveloppes, dans un barril, avec le paquet de ces premieres; & j'y joignis quelques poignées d'herbes aromatiques : rhue, lavande, thim, romarin, aspic, &c. Je les trouvai toutes, le 9 Septembre 1767, de la plus parfaite conservation.

Je répétai l'expérience, le 3 Novembre de cette même année. Je fis prendre

E

à la boulangerie, 28 galettes, faites le même jour, & après avoir difposé, au fond d'un barril, une couche de cinq à fix paquets d'herbes aromatiques différentes, je mis par deffus 22 de ces galettes, & cinq des vieilles, qui avoient fervi à l'expérience de l'année précédente ; je couvris le tout, d'une couche d'herbes aromatiques, femblable à celle qui étoit au fond. Enfin je bouchai fimplément le barril, de fon couvercle, & je le plaçai fur une tablette pratiquée tout-à-fait en haut, dans le tambour par lequel on entroit dans ma chambre. Je mis en même tems deux autres galettes fraîches, fur cette tablette, hors du barril; une autre enveloppée de papier, fur une des tablettes de ma Bibliotheque, dans ma chambre ; & trois autres, fur trois différentes tablettes de ma garderobe. Je trouvai, le 24 Octobre 1768, les galettes de ma garderobe, & celles de la bibliotheque, remplies de toiles & autres ordures de teignes ordinaires, & toutes criblées des vers à calendres. Celles du barril, non plus que les deux qui étoient en dehors & à côté du barril, n'eurent abfolument rien de tout cela, & furent de la plus parfaite confervation : feulement y voyoit-on par-ci par-là, quelques teignes vagabondes.

Ces fortes de teignes, & encore moins

le fcarabé qui en provient, non feulement n'ont rien de rebutant, parce qu'ils ne reffemblent gueres à la plupart des au- tres vers, qu'ils ne rampent point, qu'ils ne font point fixés dans un endroit dé- terminé. D'ailleurs ils ne cherchent point à fe cacher ; ils fe tiennent prefque au- tant en dehors qu'en dedans des fubf- tances qui fervent à leur nourriture ; & lorfqu'ils pénétrent dans l'intérieur, ce n'eft point en fe creufant eux-mêmes un abri, mais feulement autant qu'ils y trouvent déja quelque ouverture toute faite. De forte qu'il eft aifé de les dé- couvrir, & d'éviter d'en manger : parce qu'on les trouve d'abord, & il fuffit, pour en nettoyer les fubftances, de les fécouer quelque peu. Ils font même ordinaire- ment très-rares ; ils multiplient peu, ils confument peu ; leur dégât n'eft abfolu- ment point fenfible ; & gueres plus leurs excréments, qui ne paroiffent nulle part, & qui par conféquent ne peuvent point laiffer la moindre impreffion de faleté.

De cette expérience, il réfulte : 1°. que les odeurs fortes paroiffent abfolument fans effet contre les teignes vagabondes; mais, comme je viens de dire, elles font fans conféquence, & ce n'eft pas la peine de s'en inquiéter. 2°. Il n'y a que les odeurs fortes, qui ayent garenti les galettes, tant celles qui étoient en dedans, que les deux qui étoient en dehors du barril : puifque celles qui étoient fur les différentes tablettes de ma garderobe & de ma bibliotheque, eurent des calendres & des teignes ordinaires. Et il n'y avoit abfolument point de différence, quant à la pofition, à l'obfcurité, & à tous autres égards, entre la garderobe où étoient deux de ces galettes, & le tambour de ma chambre, où étoit le barril. L'odeur des deux galettes de la garderobe, attira les papillons ; au lieu que cette odeur, entiérement couverte & anéantie par l'odeur forte des herbes aromatiques, dans le tambour, ne fut d'aucune reffource aux papillons, qui manquerent de guide & ne furent pas les trouver.

Je remis le barril, comme il étoit, c'eft-à-dire, conditionné de la même façon, avec une couche d'herbes aromatiques au fond, & autant par deffus ; & je le plaçai dans le même endroit. Je le trouvai encore, dans le même état, l'année d'après, lorfque je voulus l'examiner, le 30 Novembre 1769 ; aucune forte de vers n'y avoit touché ; excepté les teignes vagabondes, dont on voyoit plufieurs dépouilles, dans l'intérieur des galettes.

Enfin le 16 Juillet 1770, je trouvai

une douzaine de trous à calendres , dans
une des galettes du barril , tout le reste
étoit en bon état , & parfaitement confervé ; par conféquent les odeurs fortes
ont un effet avantageux contre les vers
qui attaquent différentes fubftances. Et
quelles fubftances n'attaquent-ils point,
pendant l'été ? Tout ce qui s'appelle
fruits fecs : noix , amandes , figues &
raifins fecs , &c. ; rien n'eft à l'abri de
leur voracité. Auffi voit-on conftamment,
toutes les années , difparoître généralement tous les fruits fecs , dès les com-
mencements de l'été ; & on n'en entend
plus parler, pendant toute cette faifon.

D'ailleurs ce moyen d'écarter les vers,
eft fimple , facile. Il n'y auroit qu'à renfermer le bifcuit dans des barriques ,
faites du bois le plus commun ; & y
faire quelques couches de ces herbes :
une , par exemple , au fond ; une au
milieu ; & une troifieme tout-à-fait au
deffus. Tout cela même pourroit avoir
fon application au bled , pour le préferver des charanfons ; & à généralement
toutes les fubftances qu'on veut garantir
des infectes. L'ufage de ces barriques,
ne feroit point une dépenfe : parce que
outre que le bois le plus vil , comme
le pin & autres pareils, fuffiroit ; & qu'il
n'y faudroit que des cercles de bois ;
d'ailleurs elles dureroient long - tems ,

E 3

moyennant qu'on eût attention fur les Vaiffeaux, d'empêcher qu'on ne les détournât, & de les garder en botte, jufqu'au retour, lorfqu'on jugeroit néceffaire de les démonter, après la confommation du bifcuit.

Cependant il ne convient guères de faire ufage de ces odeurs, que par rapport aux fubftances, dont il n'importe d'écarter que la foule des infectes, & où il eft fans conféquence que quelques-uns donnent par hafard, comme dans le bifcuit : lorfque ce moyen fe trouvera plus fimple, plus aifé dans la pratique, moins coûteux que les enveloppes de toile & autres qu'on pourroit plus fûrement mettre en ufage. Mais pour les fubftances qu'un feul infecte peut gâter & les rendre hors de fervice, comme les habits, les meubles, & autres étoffes, il faut s'en tenir aux moyens les plus fûrs, à ceux qui décidemment empêcheront tout accès à ces animaux dangereux. Et de ce genre, on ne connoît jufqu'ici, qu'une exacte clôture : clôture qui s'exécute fuffifamment, par rapport à toutes ces étoffes & autres fubftances quelconques, avec des toiles un peu ferrées, dont on aura foin de les envelopper.

Il eft certain que, non feulement la toile godronnée, mais même la toile toute feule, roulée à plufieuss tours,

garantit des vers, les fubftances qui en
font enveloppées. M. Duhamel de l'A-
cadémie Royale des Sciences, a de tous les
tems ainfi confervé fes pelleteries. Et moi-
même j'ai confervé, à diverfes reprifes,
des années entieres, plufieurs morceaux
de galettes, que j'avois enveloppé d'un
mouchoir, ou &c.; pendant que d'autres
morceaux, qui n'étoient point ainfi en-
veloppés, & qui avoient toujours refté
à côté des premiers, eurent des vers.
Du chocolat, que j'ai tenu ainfi enveloppé, pendant plufieurs années, a eu
le même fuccès : tandis que d'autre chocolat, non enveloppé, fut attaqué par ces
infectes.

Une galette fucrée, que j'avois bien
roulé, à plufieurs tours, en 1767, dans
un mouchoir de coton, s'y maintint en
très-bon état, pendant quatre ans. Au
bout de ce tems, ayant négligé de rouler
fi exactement, les calendres s'y mirent,
& j'en trouvai deux, l'année d'après.

Ce qui fait que les vers ne touchent
point aux fubftances qu'on a enveloppé
dans des toiles, c'eft, non point l'impoffibilité de fe faire jour à travers cette
toile, dans les joints des fils : puifqu'ils
pénétrent à travers les fentes du bois,
qui ont quelquefois moins d'ouverture
que n'en laiffent ces fils entr'eux. Mais
fans doute que les brins qui compofent

ces fils font comme hériffés de petites
pointes, qui, quoique infenfibles à notre
vue, les incommodent tellement, à caufe
de la délicateffe de leur peau, qu'ils ne
pourroient fe hafarder à franchir ce paf-
fage, fans être entièrement déchirés &
écorchés, ou au moins fans en fouffrir
extrêmement. Et pour ce qui eft de fui-
vre les plis des toiles, pour parvenir aux
fubftances qu'elles renferment, apparemment qu'ils font rebutés par les dé-
tours qu'ils auroient à faire ; & les jeunes
vers, fi tant eft qu'il y en éclofe, meurent de faim, avant de parvenir à leur
but, par tant de chemins détournés ; ou
bien encore que ces chemins mêmes font
auffi raboteux pour eux, & auffi rudes,
que s'il leur falloit paffer à travers la toile
même, à caufe que ces plis font toujours
fort rapprochés.

A travers ces enveloppes pourtant, les
infectes ne laiffent pas que de fentir leur
proie ; & ils ne manquent pas vraiffem-
blablement de faire leurs pontes, même
en dehors, lorfqu'ils ne peuvent aller
plus avant, laiffant aux vers, le foin
d'atteindre jufqu'à l'endroit où eft ce qui
doit les nourrir. De forte que fi ces enveloppes, foit pour être d'un tiffu trop lâ-
che, ou pour ne pas faire un nombre
fuffifant de tours, laiffent le moindre
jour, quelque part, les vers y parvien-

nent. Il eſt vrai qu'eu égard à tant de difficultés, ils y ſont rares; & il réſulte toujours que la pratique d'envelopper les ſubſtances qu'on veut garantir des vers, dans des toiles ſuffiſamment ſerrées, eſt excellente. Il eſt néceſſaire, pour que les calendres ne piquent & ne percent point la toile qui ſert d'enveloppe, que cette toile ne ſoit pas trop ridée & trop tendue. En la tenant un peu gaie, la calendre, avec ſon aiguillon, ne perce que la pre-miere, la plus extérieure; le ver qui naît de l'œuf qu'elle a dépoſé entre les deux toiles, ne peut rien contre la ſeconde, & il eſt réduit à mourir de faim, ſans pou-voir pouſſer plus avant.

Comme des toiles d'un tiſſu fin & ſerré, tel qu'il le faut pour arrêter les inſectes, feroient d'un uſage diſpendieux, on y ſuppléera, en n'employant que des plus groſſieres & du plus vil prix, dont on enduira un côté de godron.

L'uſage de ces toiles godronnées ou ſans godron, outre l'avantage de garantir le biſcuit des vers, en produiroit beaucoup d'autres, qu'on n'apperçoit pas d'abord. 1°. Le biſcuit ne feroit plus ſujet à ſe bri-ſer, comme il fait ordinairement, par la multiplicité des mouvements, chocs, & bouleverſements qu'il eſſuye: en le mettant d'abord dans des ſacs, au ſortir du four; le jettant enſuite ſur le fleau, pour le peſer;

& delà le verſant dans la ſoute; de la ſoute dans des ſacs, pour l'embarquement; puis de nouveau, ſur le fleau, pour le peſer; du fleau, dans les bâtiments qui doivent le porter à bord des vaiſſeaux; de ces bâtiments, dans les vaiſſeaux; & enfin le verſement dans la ſoute du vaiſſeau. Enſorte qu'après ces huit différents mouvements, le biſcuit, qui naturellement eſt ſec & caſſant, ſe trouve réduit grande partie en pouſſiere ou au moins en machemourre, & par-là ſujet à des déchets très-conſidérables.

Voici la maniere de préparer les barriques, où on ſe propoſeroit de renfermer le biſcuit, comme on vient de dire, & les dimenſions qu'il conviendroit de leur donner. Elles auroient trois pieds de fonds, & quatre pieds de haut. Elles ſeroient faites du bois le plus commun, pour que la dépenſe en fût moindre. Elles ſeroient godronnées intérieurement, & le godron recouvert, pour empêcher le biſcuit de ſe ſalir, ſoit de toile, ou même de papier; dont les fraix ſeroient moindres, & au travers duquel le godron tranſpire moins, qu'à travers la toile. Ces barriques auroient un des deux fonds mobile, & ce fond ſeroit fait comme le couvercle d'une boîte, & arrété ſur la barrique, lorſqu'on voudroit la boucher, par une corde, qui prendroit dans des

anneaux fixés fur les bords de ce couvercle ; & fur la partie correfpondante de
la barrique ; & on auroit foin de fceller
avec un peu de godron, ou autre matiere
graffe, les joints du couvercle avec la
barrique. Le Munitionnaire pourroit prendre le poids de fon bifcuit, à mefure qu'il
feroit fabriqué, & qu'on en auroit rempli les barriques, moyennant la tare qu'il
y auroit marqué auparavant.

L'expédition de l'embarquement du
bifcuit ne feroit point retardée par ces
nouvelles pratiques : puifqu'il ne s'agiroit
que d'avoir une barrique vuide & prépa-
rée felon cette méthode, qu'on tareroit
dans l'inftant, en préfence de l'Officier
qui viendroit prendre le bifcuit; dans la-
quelle on verferoit enfuite le bifcuit d'une
barrique pleine, qu'on auroit roulé de
la foute jufqu'au poids; on prendroit enfuite le nouveau poids de la barrique
remplie, dont on déduiroit la tare. La
barrique qu'on viendroit de vuider, feroit tarée fur le champ, & remplie du
bifcuit d'une des autres de la foute, &
ainfi fucceffivement de l'une à l'autre.
Ces barriques, ainfi conditionnées & pe-
fées, feroient portées à bord des vaiffeaux, fans toucher au bifcuit, que lorfqu'on voudroit le diftribuer aux équipages. Par où l'on voit que tous les chocs
& bouleverfements du bifcuit, qui en

mettent une grande partie hors de ſervice, ſeroient entiérement ſupprimés.

Il ne faudra qu'une ſeule ſoute, dans les boulangeries à terre, ou ſur les vaiſſeaux; & il ne faudroit pas pour cela, rien changer à leur état actuel, que la démolition des cloiſons qui ſubſiſtent & qui deviennent inutiles; & par conſéquent toute la dépenſe en bois, pour ces cloiſons; celle pour brayage, calfeutrage; pour journées d'ouvriers, ſeroient entiérement ſupprimées. On profiteroit même, pour le préſent, de tout le bois de démolition des cloiſons qui ſont ſur pied, & dont grande partie, en y prenant quelque attention, lorſqu'on démoliroit, pourroit encore être employée à divers ouvrages pour le ſervice du Roi; ne fût-ce que pour faire des lîteaux, des équipets & autres petits meubles & emménagements néceſſaires, à chaque armement de vaiſſeaux, & pour leſquels on conſume une grande quantité de bois neuf.

Après avoir rempli le fond d'une ſoute, juſqu'au comble, on avanceroit peu à peu, vers la porte d'entrée, juſqu'à ce que tout fût plein. Et ſi l'on craignoit qu'en conſéquence de l'arrimage de ces barriques, juſqu'au comble, dans une grande ſoute de boulangerie, en commençant par le fond, & allant toujours vers la porte, le biſcuit du fond ne fût

quelquefois

quelquefois exposé à vieillir plusieurs
années, par l'impossibilité d'y parvenir jamais , à cause des nouvelles barriques
qu'on mettroit toujours sur le devant ,
dans les nouvelles fabrications : outre que
le biscuit , dans ces barriques , seroit en
état de se conserver des siecles , sans altération d'aucune espece : on peut prendre des arrangements , pour que les barriques du fond ne séjournent pas trop
long-tems dans la soute. 1°. Quel inconvénient y auroit-il à la vuider toute entiere , une fois l'année, uniquement pour
en changer l'arrimage , si cela étoit né-
cessaire , & qu'il n'y eût point d'autre
expédient ? La dépense en journées d'ouvriers , pour ce remue-ménage , seroit de
bien peu d'importance. Mais il suffiroit d'ailleurs d'avoir cette attention , lorsqu'on seroit à la veille d'une fabrication de biscuit considérable , sur-tout s'il restoit peu
de barriques dans la soute , comme c'est
l'ordinaire. Sans compter qu'on pourroit
faire une porte , à chaque extrêmité de
la soute , pour pouvoir la vuider des deux
côtés en même tems.

Il ne seroit pas besoin de coridors,
pour séparer deux rangs de soutes, sur
les vaisseaux : l'un à bas-bord & l'autre
à tribord ; ce qui augmenteroit d'autant
le local. Et pour mieux encore profiter ce
local , on rempliroit les vuides que lais-

F

feroient les barriques, entr'elles, avec
des galettes, tant qu'il pourroit y en
aller; & qui feroient le plus fouvent auffi
bien garanties que celles qui feroient dans
les barriques même, à caufe du voifinage
du godron. Par ce moyen, il n'y auroit
de perdu, que l'efpace qu'occuperoient
le bois des barriques, qui feroit bien
avantageufement compenfé par la fuppref-
fion des coridors qui regnent tout le long
des foutes, dans leur pofition préfente.

Le bifcuit, fur les vaiffeaux, contracte
une odeur mauvaife, combinée de toutes les vapeurs infectes, qui regnent & qui
dominent le plus fouvent dans les entre-
ponts, & dans la cale. Il feroit à l'abri
de cet inconvénient, en le tenant dans
des barriques godronnées, qui leur ôte-
roient toutes communications avec ces
exhalaifons extérieures. L'odeur de godron
n'a rien de défagréable ni de rebutant;
& d'ailleurs, fi l'on veut, elle fe diffipe,
dans peu de tems, dans un mois & dans
moins, pourvu qu'on laiffe à l'air, les
fubftances qui en font pénétrées. Il eft
bien vrai que des galettes que j'avois retiré d'un barril godronné, & dont je
remplis un autre barril fans apprêt, fen-
toient encore le godron, deux ans après
que je les eus mifes dans ce dernier barril; mais c'eft qu'elles y avoient refté, tout
ce tems, exactement bouchées.

Il ne faut pas croire, lorſque j'ai dit que le biſcuit, moyennant les précautions que j'ai indiqué, ſe conſerveroit des ſiecles, que ce ne ſoit qu'une façon de parler hyperbolique, & que j'exagere. Dans les Mémoires de l'Académie Royale des Sciences, on en voit un de M. de Reneaume, où il rapporte la découverte qu'on fit, en creuſant dans la citadelle de Metz, d'un ſouterrein rempli de bled, qui y étoit depuis plus d'un ſiecle, & qui étoit parfaitement conſervé; & on en a pluſieurs autres exemples. Pourquoi donc le biſcuit n'auroit-il pas auſſi le même avantage, lorſqu'on portera toute l'attention qu'il convient, à ſa conſervation ? Dans la deſcription de la ville de Salonique, par le Pere Souciet, de la Compagnie de Jeſus, Miſſionnaire au Levant, on lit : » Dans la Cour d'une de ces Moſquées, » qui eſt tout proche des murs, vers » l'Orient, on montre un grand ſiege » de marbre, aſſez bien travaillé, où » les gens du pays prétendent que St. » Paul a prêché; & dans un enfoncement » de la Moſquée, on conſerve une grande » quantité de biſcuit, que les Vénitiens y » avoient ramaſſé, lorſqu'Amurat aſſiégea » la ville, il y a près de trois cens ans, &c ». M. le Maréchal de Saxe parle auſſi, dans ſes Mémoires, du biſcuit des Vénitiens, qu'il dit ſe conſerver 50 ans, dans de

Mém. des Miſſions du Levant, tom. 9. pag. 282.

bons magaſins; mais il ne détaille point la maniere dont ils le font ; non plus que celui des Moſcovites, appellé *Soukari*, dont ce Général fait encore plus de cas, parce qu'il ne s'émiette point, c'eſt-à-dire, vient moins facilement en mache-mourre.

Il eſt d'uſage de laiſſer, quelque tems, le biſcuit à l'air, après qu'il eſt ſorti du four, pour le faire ce qu'on appelle *reſſuyer*. On pourroit, pour cela, laiſſer les barriques découvertes, le tems qu'on jugeroit néceſſaire. Mais en les bouchant même, d'abord après y avoir mis le biſcuit tout chaud, il ne riſqueroit pas de ſe gâter. Il ne ſuffit pas qu'un corps contienne quelques parties d'eau, pour ſe moiſir & ſe gâter, puiſqu'il n'en eſt point de ſi deſſéché, qui n'en contienne toujours un peu, ſans pourtant que le moiſi y pouſſe: parce qu'il en faut, pour cela, une certaine quantité marquée. Or toute l'humidité que contient le biſcuit, même en ſortant du four, n'eſt pas ſuffiſante pour le faire moiſir, ni lui cauſer aucune altération ſenſible.

Quelques morceaux d'une galette encore chaude, mis le 14 Décembre, dans un gobelet bouché de liege, & lutté de cire jaune, n'avoit contracté nul mauvais goût, ni aucune autre ſorte d'altération, lorſque je *les* en retirai. Ils ſe ramollirent fur le feu , où je les fis un peu griller.

D'autres morceaux de vieilles galettes, qui traînoient , fur des chaifes , dans ma chambre , depuis près d'un an , & que je fis griller également, fe ramollirent auffi, dans le centre, au cœur de la mie.

Il faudroit feulement avoir attention que les foutes où on mettroit les barriques à bifcuit , tant à terre , que fur les vaif-feaux , fuffent bien fituées , au deffus du rez de chauffée , afin qu'elles ne fuffent jamais humides : parce que l'humidité pénetrant à travers les joints des douves, ou même à travers les pores du bois , au-roit peut-être effet fur le bifcuit.

De tout cela , il réfulte : 1°. que la clôture exacte eft un moyen affuré pour garantir le bifcuit des vers ; & qu'il ne s'agit que de parvenir à l'opérer telle qu'il faut. 2°. Le godron tout feul , peut garantir le bifcuit , ainfi que toutes les autres odeurs fortes ; mais ce n'eft que par hafard : il le cache aux infectes , fans l'en défendre. Voilà pourquoi fur les vaif-feaux , où l'odeur de godron eft affez forte , les vers, qui fe trouvent , le plus fouvent , déja dans le bifcuit, quand on le met dans les foutes, s'y maintiennent conf-tamment, malgré cette odeur, & y font les plus grands progrès. 3°. Les enveloppes de toile , font un moyen fimple , & en même tems infaillible , pour écarter les

F 3

vers ; mais il faut, pour cela, des toiles d'un tissu serré ; ce qui seroit un objet de dépense considérable : les grosses toiles ne servent à rien, ou presque à rien, pour tant qu'on en multiplie les enveloppes.

Des galettes que j'avois renfermé dans un sac simple, fait de ces toiles croisées où l'on met les légumes qui viennent de Bourgogne, pour les approvisionnements des vaisseaux du Roi, furent piquées par les calendres.

D'autres, que je renfermai dans un sac quadruple de toile noyale, eurent chacune, cinq ou six trous de calendres. Et d'autres mises aussi dans un sac quadruple de ces grosses toiles dont on fait les paillasses des lits, furent à peu près dans le même cas.

D'autres galettes enfin, que je roulai, à plusieurs tours, dans une de mes chemises, furent parfaitement conservées, & n'eurent jamais la moindre marque de vers. J'en goûtai un morceau, & le trouvai très-bon.

4°. Mais en enduisant de godron, des toiles grossieres, ces toiles pourroient être employées avec succès : le godron les mettroit en état d'opérer une clôture exacte ; en même tems que, par la force de son odeur, il empêcheroit les insectes de reconnoître leur proie.

FIN.

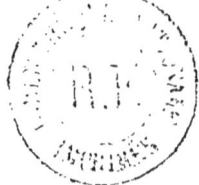

EXTRAIT DES REGISTRES

de l'Académie Royale des Sciences.

L'Académie nous a chargé, M. Brisson & moi, de lui rendre compte d'un Mémoire qui lui a été présenté par M. de JOYEUSE, Commissaire de la Marine, & qui a pour titre : Histoire des Vers du Biscuit. Les pertes considérables qu'on éprouve souvent sur cette nourriture ordinaire des Matelots, & le dégoût qui s'y trouve attaché, lorsqu'elle a été attaquée par les vers, ont engagé M. de JOYEUSE, à chercher les moyens de mettre le biscuit à l'abri du dépôt des insectes, & d'en indiquer d'assez simples, pour qu'on ne balançât pas à les employer.

Avant que de les proposer, il entre dans un grand détail sur la nature même du biscuit, sur la connoissance qu'en avoient les anciens, sur l'origine des vers de plusieurs especes, qui l'attaquent, & sur l'erreur où étoient bien des gens peu instruits, qui s'imaginoient que ces vers avoient une origine purement intérieure ; & qui, par une suite de ce préjugé, ne prenoient aucune précaution pour mettre le biscuit à l'abri des insectes qui s'y attachent.

M. de JOYEUSE cite plusieurs époques,

où le Roi a fait des pertes assez grandes sur cette denrée, qui avoit été attaquée par les vers avant qu'on l'embarquât sur les vaisseaux; & qu'on a été forcé de donner à vil prix, plutôt que de courir risque d'incommoder les équipages, en les réduisant à une pareille nourriture.

M. de JOYEUSE, après avoir examiné soigneusement les différentes especes d'insectes qui s'attachent au biscuit, avoir donné la description des vers qui en naissent, & après avoir fait un grand nombre d'expériences, tant pour suivre pied à pied ces petits animaux, dans le dégât qu'ils occasionnent, que pour préserver le biscuit de ce même dégât, M. de JOYEUSE regarde le ventilateur, comme pouvant avoir quelque succès pour la conservation du biscuit; il observe aussi que la fumée, la vapeur du souffre, les odeurs fortes, contribuent aussi à faire périr les insectes qui s'y attachent; mais il n'indique comme un moyen assuré de préserver le biscuit de l'attaque des vers, qu'une clôture exacte des vaisseaux où on le renferme, peu de tems après qu'il est sorti du four, & avant qu'aucune insecte ait pu y jeter ses œufs. Il dit en conséquence, qu'il faut renfermer le biscuit, dans des tonneaux, & l'y envelopper d'une toile grossiere bien godronnée, dans la crainte que les insectes n'y trouvassent encore quelque accès, à la faveur des ouvertures & des fentes que les douves en fe deffséchant, occafionneroient dans ces tonneaux. Ce moyen paroît fans doute un des meilleurs qu'on puiffe mettre en ufage, pour conferver le bifcuit; & tandis qu'il eft peu difpendieux, il obvie à des pertes confidérables. Il cadre d'ailleurs avec les principes qu'a établi M. Duhamel, pour la confervation des grains; & on voit fenfiblement que le dégât dont il s'agit, ayant une caufe purement extérieure, tout obftacle qui s'y oppofera exactement en écartera l'effet.

Nous regardons en conféquence, le Mémoire de M. de JOYEUSE, comme vraiment utile dans cet objet; & on y voit un grand nombre d'expériences; faites pendant long-tems, & avec tout le foin qu'elles demandoient. C'eft le réfultat d'une longue fuite d'obfervations, qui nous ont paru mériter la reconnoiffance du Public, & l'approbation de l'Académie. Au Louvre, le 10 Février 1773.

Signé, TILLET, BRISSON.

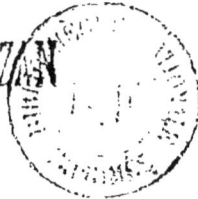

www.ingramcontent.com/pod-product-compliance
Lightning Source LLC
Chambersburg PA
CBHW050616210326
41521CB00008B/1274